小児吃音臨床のエッセンス

初回面接のテクニック

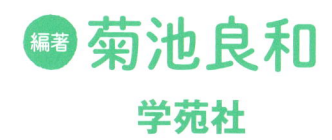

編著 菊池良和

学苑社

はじめに

　吃音は人口の5％に発症し、学童、思春期、成人期になっても人口の1％に存在します。現在、吃音の臨床を行なっている人には吃音の相談が集中してしまい、相談を気軽に受け入れている病院・施設・学校は限られている状況です。そのすべての臨床家は、「もっと多くの病院・施設・学校で吃音相談を受けてほしい」と願っています。その共通の思いの下、日本の第一線で活躍している臨床家が、ご自身の臨床のエッセンスを披露していただけることに賛同してくださいました。本書では、小児科が診る幼児から中学生の範囲を含めています。本書の特徴としては5点挙げられます。

　1点目は、吃音の相談は年齢ごとに対応が異なることを、まず知ってください。吃音は「年齢や場面によって困り感が異なる」からです。本書では私も含め17名の臨床家に、幼児、小学生、中学生と、学年ごとに割り振りをし、その年齢での対応の仕方を記載していただきました。

　2点目は、各先生方の設備、準備物、資料などを紹介していただきました。「こんな準備・資料があれば、できる！」と思って参考にしてください。広いプレイルームがないからといって吃音の臨床ができない訳ではありません。

　3点目は、45分から90分の限られた初回面接で、何がどのくらいできるのかというポイントを絞って披露していただいています。

　4点目は、実際に子どもにどう話しかけているのか記載していただいています。以前「吃音を意識させないように、どうやって指導していったらいいですか？」と質問されたことがあります。「吃音を意識させない方がいい」という考えは、過去の間違った考え方なので、忘れてください。現在は「どうやって吃音と向き合うのか」という視点に変化していますし、その視点は実際の子どもの支援につながるのです。

　5点目は、初回面接で子どもの心をつかむポイント、保護者の信頼を得るポイントを、まとめていただいています。

　私が各執筆者の原稿を読み、「ここがスゴイ！」「ここがポイント！」という部分に下線を引き、「菊池の視点」という最後の項目で、各執筆者の特色を端的にまとめています。時間を有効利用したい読者の皆様は、まず本文中に引いてある下線の部分を、一通り通読してみてください。本書の概要を得ることができると思います。その上で、各やりとりをご覧いただけるとより理解が深まるでしょう。本書により、吃音臨床を手掛ける先生が一層増えることを期待しています。

菊池　良和

目　　次

　　はじめに　1

知っておくべき知識　4

「どもってもいいんだよ」ということばと「話し方の訓練」は矛盾しているのか？　7
しゃべらないと思ったら、「場面かんもく」を疑ってみる！　8

　　東御市民病院リハビリテーション科　言語聴覚士
1 餅田亜希子の方法　9
　　ケース　3歳児健診にて　10

　　国立障害者リハビリテーションセンター研究所　研究員／病院　言語聴覚士
2 酒井奈緒美の方法　21
　　ケース　父親に吃音があり、発吃から1年近く経過していた男の子［3歳］　22

　　九州大学病院耳鼻咽喉科　医師
3 菊池良和の方法①　32
　　ケース　親子で吃音をオープンにしていなかった男の子［年中］　33

　　原病院リハビリテーション部　言語聴覚士
4 仲野里香の方法　45
　　ケース　登園しぶりがある女の子［年長］　46

　　北里大学医療衛生学部　講師　言語聴覚士
5 原由紀の方法　55
　　ケース　ブロックや繰り返しが頻回に出現しているが発話意欲の高い男の子［年長］　56

　　福岡教育大学特別支援教育講座　教授　言語聴覚士
6 見上昌睦の方法　62
　　ケース　登園をしぶる様子がみられた男の子［年長］　63

　　埼玉県久喜市立栗橋小学校ことばの教室　教諭
7 牛久保京子の方法　75
　　ケース　健康観察でことばが出にくいようだと担任が気づいた男の子［小1］　76

　　前・大阪市立総合医療センター小児言語科　言語聴覚士
8 堅田利明の方法　89
　　ケース　本当に安心して話せる場とは……［小1、男の子］　90

　　金沢大学人間社会研究域学校教育系　教授　言語聴覚士
9 小林宏明の方法　98
　　ケース　友達に真似されたことをきっかけに相談にきた男の子［小2］　99

国際医療福祉大学保健医療学部言語聴覚学科　准教授　言語聴覚士
10 前新直志の方法　111
ケース 吃音と構音障害合併例［小2、男の子］　112

元・東京都西東京市立保谷小学校　教諭
11 中村勝則の方法　125
ケース 引き継いだ子どもとの臨床初期のあり方［小3、女の子］　126

横浜市立八景小学校難聴・言語障害通級指導教室　教諭
12 吉田麻衣の方法　141
ケース 初回面談で話さず筆談で応じた男の子との関係づくり［小3］　142

広島大学大学院教育学研究科附属特別支援教育実践センター・国際協力研究科教育文化専攻　教授　CCC-SLP
13 川合紀宗の方法　147
ケース 面談の一般的な流れ［小4］　148

前・目白大学保健医療学部言語聴覚学科　准教授　言語聴覚士
14 宮本昌子の方法　156
ケース 吃音と似ている非流暢性：クラッタリング［小5、男の子］　157

九州大学病院耳鼻咽喉科　医師
15 菊池良和の方法②　167
ケース 中学生目前に病院受診を希望した男の子［小6］　168

近畿大学医学部附属病院リハビリテーション部　言語聴覚士
16 久保田功の方法　175
ケース 吃音がひどくなっていると心配していた女の子［中2］　176

山形言語臨床教育相談室（親子ことばの相談室）　言語聴覚士
17 梅村正俊の方法　182
ケース 吃音が直らないのなら学校に行かないと宣言した女の子［中2］　183

松江総合医療専門学校言語聴覚士科　言語聴覚士
18 糸原弘承の方法　199
ケース 高校受験の面接が心配な男の子［中3］　200

あとがき　210

装丁　有泉武己　／　装画　高梨悟子

知っておくべき知識

　吃音とは、繰り返し（連発）、引き伸ばし（伸発）、つまる（難発）3主徴に伴い、滑らかに話すことが妨げられる言語障害です。人口の5％に発症するが、その多くは幼児期に自然回復しますが、人種、文化、宗教などに関係なく人口の1％は存在します。吃音の相談を受ける上で、最低限知っておくべき知識を図とともに紹介します。

①吃音のある子の発話状態

　初回面接でどもっていなくても、本人・親が「吃音で困っている」というならば、そのことばを信じることが吃音診療の基礎です。吃音者はどもるときもあれば、どもらないときがあります。初回面接でどもっていなくても「気にしすぎですよ」は禁句です。

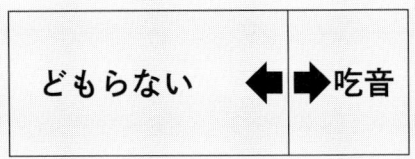

②年齢と吃音の変化

　幼児は連発、伸発が多いです。吃音頻度は10〜20％であり、初診時に吃音がわからない場合はよくあります。年齢とともに、伸発が減り、難発が増え、吃音がわかりにくくなります。「吃音は軽いですね」と言われてうれしいことはありません。

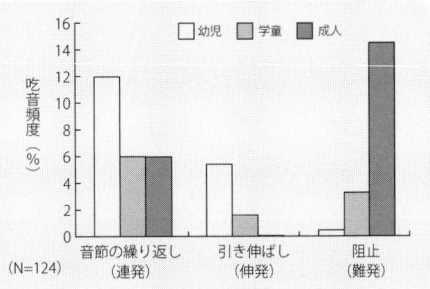

（日本聴能言語士協会講習会実行委員会, 2001改）

菊池良和著『エビデンスに基づいた吃音支援入門』（学苑社）19ページより

③吃音の発症する月齢

　1歳の頃はどもっていない子がほとんどです。2歳から4歳の吃音が発症することが多く、3語文程度の会話ができる頃に始まります。急に始まるときもあります。そのため、吃音は急激な言語発達の"副産物"とも言われています。

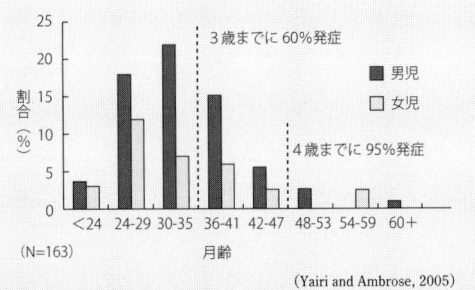

(Yairi and Ambrose, 2005)

菊池良和著『エビデンスに基づいた吃音支援入門』（学苑社）15ページより

④発吃後3年以内の自然回復率

男児は発症3年で62%、女児は発症3年で79%自然回復します。この自然回復率を上げる治療法はまだ存在しません。

治りにくいのは、男児と吃音の家族歴のある子と言われています。

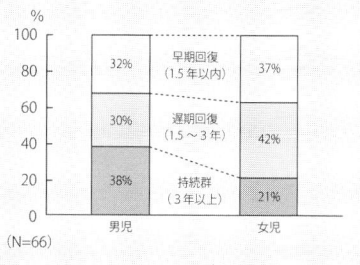
(Ambrose et al., 1997)

菊池良和著『エビデンスに基づいた吃音支援入門』(学苑社) 17ページより

⑤吃音に気づいた友達の反応

吃音に気づいた友達は、右記の3つの初期反応がでます。

そのため、吃音のからかい・いじめを予防するには、この3つが生じていないか注意すべきです。

①真似をされる
②指摘される
「なんでそんな話し方なの？」
③笑われる

菊池良和著『吃音のリスクマネジメント』(学苑社) 17ページより

⑥自覚的な吃音の程度の変化

「大人になったら幼少時と比べて、吃音は軽くなる」ということは右図のデータからも示されています。しかし、吃音により嫌な思いを積み重ねないように、小中高校生時代に吃音に伴う不利益を最小限にすることが、大人（先生、親、専門家）たちの役目です。

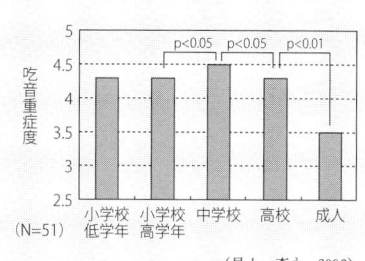
(見上・森永, 2006)

菊池良和著『エビデンスに基づいた吃音支援入門』(学苑社) 19ページより

⑦学校生活で、教師に配慮・支援を望む事項

「吃音が軽い＝困り度が低い」と誤解されやすいのですが、吃音は場面によって困り度が違うため、それぞれの場面を聞くことがポイントです。

すべてに共通することは、言い換えられないことば（名前など）がある場面で困ります。

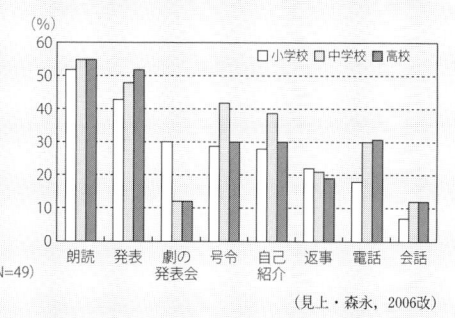
(見上・森永, 2006改)

菊池良和著『エビデンスに基づいた吃音支援入門』(学苑社) 63ページより

⑧吃音を軽減する条件

　吃音を軽減する方法は、30年前にわかっています。ただ、本番では練習ほどうまくいかないことはわかっていますので、訓練場面を見極めてから使用してください。

	吃音が0になる方法	吃音が50〜80%軽減
すぐに	・歌を歌う ・DAFで引き伸ばし発声（250ms設定） ・ゆっくりと話す（通常の半分の速度） ・リズム発話（メトロノーム法） ・斉読 ・シャドーイング（1、2語遅れて読む） ・発声せず、口だけ動かす	・DAF（50〜150ms設定） ・声のピッチを変える ・マスキング（80dB） ・独り言 ・ささやき声
徐々に	・オペラント学習	・適応効果

(Andrews et al., 1983)

菊池良和著『エビデンスに基づいた吃音支援入門』（学苑社）79ページより

⑨オペラント学習

　吃音は周りの影響を非常に受けます。どもっているときに、マイナスな反応（真似・指摘・笑い）があると吃音は増加します。逆に流暢に話せたときにプラスな反応があればいいのですが、これを強化することは難しいのです。からかい・いじめをまず防ぐことが吃音臨床では大切です。

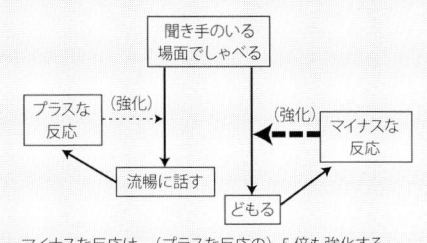

マイナスな反応は、（プラスな反応の）5倍も強化する。

菊池良和著『エビデンスに基づいた吃音支援入門』（学苑社）87ページより

⑩「どもること＝悪い」が引き起こす悪循環

　吃音のある子はどもらないためにさまざまな工夫を行ないます。吃音に伴うからかい・誤解があることで、予期不安、どもったときの落ち込み、劣等感を感じます。吃音に伴う逃げ癖がつくと、対人恐怖症（社交不安障害）を引き起こす可能性もあります。毎年の学校の環境調整が重要です。

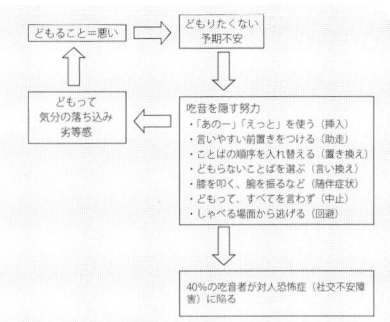

菊池良和著『エビデンスに基づいた吃音支援入門』（学苑社）27ページより

⑪大人の誤解

　吃音の正しい知識をもたない大人は、88％の高い割合で「ゆっくり話しなさい」「落ち着いて」と言ってしまっています。しかし、今までそのような対応をしていたことは初回面談で非難せず、「これからしないようにお願いします」と伝えるべきでしょう。父親や祖父母にも伝えるべき内容です。

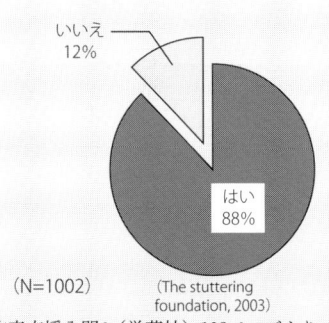

(N=1002) (The stuttering foundation, 2003)

菊池良和著『エビデンスに基づいた吃音支援入門』（学苑社）109ページより

「どもってもいいんだよ」ということばと「話し方の訓練」は矛盾しているのか？

　吃音のある子が「自信」をもつように、という目標をかかげてかかわっている方が多いとは思います。実は、「自信」というものは2種類あり、「存在の自信」と「能力の自信」があります。
　「存在の自信」はその名の通り、「ありのままの自分を認めてもらえるのか？」という自己肯定感そのものと言えます。「存在の自信」が下がると、「ボクは劣った人間なんだ」「生きていても仕方がない」と自己否定感で一杯になります。この「存在の自信」を下げるのは、吃音に伴うからかい・いじめ、そして大人の誤解などです。そのからかい・いじめの対処、大人の誤解を解決するとともに、「どもってもいいんだよ」「どもっていてもいいんだよ」ということばは、どもる子を肯定することばになります。
　「能力の自信」は、発話意欲と同等だと考えています。話す場面で失敗した経験（真似、指摘、笑い）などから、自信が下がります。また、一杯しゃべりたいのに、どもるたびに「ゆっくり話しなさい」「深呼吸しなさい」とアドバイスされることも、「能力の自信」が下がります。
　年齢が上がるにつれ、吃音が自分の話し方を支配（左右）しているという先入観をもち始めます。話す訓練によって「自分の吃音は怖くないんだ。変えようと思ったら変えられるんだ」という新しい認知をもち、「能力の自信」を上げることは可能です。しかし、話し方の訓練で、吃音を治すことができないのは、歴史的事実からわかっています。そのため、話し方の訓練を行なう場面は「なんのために、話し方の訓練をするのか」を説明できなければ、しない方がいいですし、まずは「存在の自信」を上げるからかい・いじめの対処をするべきなのです。からかい・いじめの対処については、拙著『吃音のリスクマネジメント』（学苑社）を参考にしていただけると幸いです。

「存在の自信」と「能力の自信」を左右する要因

	自信を下げる	自信を上げる
発話意欲 （能力の自信）	発表の場での失敗 「不要な」話し方の訓練・アドバイス	「必要な」 話し方の訓練
自己肯定感 （存在の自信）	からかい・いじめ 大人の誤解	どもってもいい 君は悪くない 君は一人ではない

しゃべらないと思ったら、「場面かんもく」を疑ってみる！

「吃音があるのですが」と相談に来た子の初回の面談で、「子どもがまったく話してくれない！」ということは稀にあります。「こんにちは」や自分の名前も言いません。そのようなとき、「こちらの問診の聞き方が悪いのでは？」と思う前に、「場面かんもく」ではないかと疑って話を聞く必要があると思います。発症率は0.7％（約200人に1人）であり、女児に多いといわれています。

「場面かんもく」は小児期の不安障害で、話す力や理解する力をもっていますが、幼稚園や学校、社会的場面など特定の状況で、緊張や不安のために声が出にくい症状です。わざと黙っている訳ではありません。

「吃音があり、不登校なのですが」と保護者の話で、小学1年生、中学1年生の子を診察すると、実は「場面かんもく」だったことがありました。吃音があるにもかかわらず周囲にからかい・いじめもないのにおかしいな、と思ったことがあります。吃音と「場面かんもく」の合併率のデータはありませんが、私の印象では合併率は約1割だと思います。「場面かんもく」も、古くは親が原因と責められていましたが、現在は脳の不安を感じやすい扁桃体が原因の一つだと考えられています。まだ日本での研究はほとんどないため、この本を読まれた方、症例報告をしていただき知識を共有できればと思っています。

よくある誤解（かんもくネットHPから）
- 大人しいだけ。ほっておいても、そのうちしゃべるようになる。（早期支援が大切です）
- 喋らないだけで、園や学校では問題ないですよ。（大人しく園や学校は困らないので、本人が困っていても見落とされ、放置されがちです）
- 緘黙は内気なはず、あんな気が強い子は場面緘黙ではない。（場面緘黙の子どもの性格は様々です）
- 1人でぽつんといても平気そうだから、無視していい。（表情には不安が現れないことがよくあります）
- 特別扱いしてはいけない。（特別扱いではなく、十分な配慮と支援が必要です）
- 少し喋れるんだから、場面緘黙ではない。（少し話せる場合、かえって周りの理解が得にくいことが多いです。少し話せる子にも、場面緘黙としての対応が必要です）

場面かんもく関連書籍
- かんもくネット著　角田圭子編『場面緘黙Q&A―幼稚園や学校でおしゃべりできない子どもたち』（学苑社）
- 金原洋治監修　はやしみこ著　かんもくネット編『どうして声が出ないの？―マンガでわかる場面緘黙』（学苑社）
- はやしみこぶんとえ　金原洋治医学解説　かんもくネット監修『なっちゃんの声―学校で話せない子どもたちの理解のために』（学苑社）
- らせんゆむ著　かんもくネット解説『私はかんもくガール―しゃべりたいのにしゃべれない場面緘黙症のなんかおかしな日常』（合同出版）

3歳 1 餅田亜希子の方法

東御市民病院リハビリテーション科　言語聴覚士

設備
・市の総合福祉センター
・3歳児健診会場
・カーペット敷きの待合いスペース

準備物
・幼児吃音についてのリーフレット（ことばの臨床教育研究会編「うちの子はどもっているの？―お子さんの話し方が気になる方へ（吃音相談シリーズ・幼児編）」）（19ページ参照）
・参考図書のリスト

私の方針

　吃音は、多くの場合、2～4歳ごろに始まることが知られています。3歳児健診は保護者が子どもの吃音について気づいたり、相談したりする最初の機会かもしれません。ところが、健診の場で医師、保健師、子育て相談員らが吃音について信頼できる十分な知識をもっているかどうかについては、残念ながらその可能性は高くありません。「小さい頃どもっていても、大人になるまでに治る子がたくさんいる」「意識させずにそっとしておくのがよい」「言いたいことがいっぱいあるのに、まだその力がついていかないだけ」と発達の一般的な未熟さをその理由として説明し、「お母さんが心配しすぎです」「様子を見ましょう」という助言で終わってしまうことも多いようです。せっかく保護者が早期に気づき、相談したにもかかわらず、十分な正しい知識に基づいているわけでもなく、「そっとしておいた方がよい」という無責任な助言しか受けられないのは残念です。

　東御市では、「未来を担う子どもたちの健やかな成長が、地域社会の次世代を担う原動力になる」という考え方から、さまざまな保護・子育て支援事業に力を入れています。赤ちゃんが生まれると、新生児訪問に始まり、4ヵ月児、10ヵ月児、1歳6ヵ月児、3歳児にそれぞれ健康診査が行なわれます。保健師が新生児の頃から相談に乗り、不安や悩みの多い母親たちの子育てを継続的に地域で支えています。

　私は、月1回、市の総合福祉センターで行なわれる3歳児健診に参加しています。普段は市民病院という医療の現場で勤務する言語聴覚士ですが、このような健康福祉事業にも参加することで、保健師、相談員たちと協力し、時にそういった方々に助言をしながら、吃音の相談に早期対応、早期介入できる地域の体制づくりができればと考えています。

　3歳児健診の当日、受付開始の時間になると、市の総合福祉センターには次々と子どもと母親たちが集まってきます。そこでは、「わー、久しぶりですね～！」「ずいぶん大きくなったねぇ」「お兄ちゃんは元気？」といった声が保健師から母親たちにかけられます。広いフロアーにぎやかな声が響きます。誕生の時から定期的な健診・相談を経て、地域で子どもを、そして子育てをする母親を支えているからこそ見られる場面です。そのような親しい挨拶の声をかけてもらうと、母親たちもホッと安堵の表情になります。

ケース 3歳児健診にて

受付12:45開始　　　　　　　　　　　　　　　　　　　　　　　　　終了15:00頃

[1]問診票の提出　〉[2]保健師による問診　〉[3]各種診察・健診　〉[4]事後指導・相談

健診にかかる時間は、各検査の進み具合、相談ごとの有無・内容によってさまざまです。

[1] 健診前の問診票

　　母親たちはあらかじめ、「3歳児おたずね票」という問診票に記入をして持参されます。項目は、生育歴、既往歴、目について、耳について、運動発達、ことば、行動・社会性、睡眠、排泄、歯みがき、食事、おやつなどについて、生活の中での様子を伺うものです。ことばについては、「ことばについて心配がありますか」という質問に「はい」と答えた場合、①遅れがある、②あかちゃんことば、③どもる、④発音がはっきりしない、⑤会話が続かない、⑥オウム返しの応答が目立つ、⑦自分の興味のあることだけ言う、⑧同じ質問を繰り返す、⑨その他、という項目が設けられており、保護者が丸をつけるようになっています。

[2] 保健師による問診

　　健診では、内科、歯科などの各種診察や、視力検査などの合間を縫って、保健師が子どもと母親と小さなテーブルを挟んで向かい合いながら、会話を通して子どものコミュニケーションの状態を見たり、絵の指さしや、簡単な質問を通して言語理解の力を確認したりしていきます。その際、子どものことばの発達について母親が心配に思っていることがあれば気軽に相談することができます。保健師はすぐその場で助言をするわけではなく、まず母親の話に耳を傾け、どんなことが気になっているのかを丁寧に聞き取っていきます。具体的な助言や必要な対応の提案については、健診の最後の「事後指導」で行なわれます。そんな中、私は、保健師や、子育て支援センターの相談員、また、順番を待っている子どもたちが飽きないように手遊び、紙芝居などで楽しませてくれる保育士たちのお手伝いをしながら、子どもたちの様子を注意深く見守るようにしています。待っている間に走り回ったり、子ども同士でもめごとが起こってしまったりすることもあるので、危険がないように配慮しつつ、子どもたちの行動やことばの様子に耳を傾け、気になる子はいないか観察します。

[3] 母親との面談

　　そのような中、保健師から『餅田さん、『子どもがどもっている』というお母さんがいらっしゃるんですけど、ちょっとお話聞いてあげてもらえますか？』という声がかかります。私はすぐに母親の元に行き、お話を伺います。母親はちょっと不安そうにペコリとお辞儀をされました。私

は自己紹介をし、母親とお話ししながら、次のようなことを確認していきます。

　①いつ頃からどもり始めたか、②現在はどのようなことばの状態か、③どもり始めてから現在までのことばの状態の経過、④子ども自身はことばの状態についてどのように思っていそうか、⑤吃音についてこれまで誰か（どこかに）相談したか、⑥もし相談したことがあるなら、どのような助言を受けたか、⑦子どもの全体的な育ちの様子はどうか、⑧子どもがどもることについて、お母さんはどのような気持ちでいるのか。

餅田　お子さんは男の子ですか？　女の子ですか？
母親　男の子です。Aって言います。あそこにいる、赤いシャツの子です。
餅田　A君のことばは現在どんなご様子ですか？
母親　いつもではないんですけど、時々、「こ、こ、こ…」みたいにどもります。
餅田　「こ、こ、こ…」って、ことばの最初を繰り返す感じですか？
母親　そうです。
餅田　「こ、こ、こ…」ってなるのは、何回くらい繰り返しますか？　たとえば、「こ、こ…」って1、2回くらいか、それとも「こここここここ…」のように多いときもありますか？
母親　そんなにたくさん繰り返すことはないです。多くても、2、3回くらいですが、たびたびあります。それに、こういうところで保健師さんとか初めて会う人と話すときはあまりでないんです。家で2つ年上のお兄ちゃんと遊んでいるときや、私に話しかけてきたりするときにはよくどもりながら話しています。
餅田　そうですか。おうち以外ではあまりどもらないけれど、おうちではたくさんどもっているんですね。ところで繰り返す他に、「こーぉれが」みたいに伸びることはどうでしょうか。「・・・っこれは」みたいに、ことばの最初が詰まってでてこないことはどうですか？
母親　伸びるのはないと思うんですけど…でも、詰まるのは少し前にありました。力が入ってなかなかことばがでてこない感じで。顔を赤くして、苦しそうでした。
餅田　「少し前に」ということは、今はその詰まる感じはないんですか？
母親　はい。今は繰り返すのばかりです。
餅田　今は繰り返しが多いんですね。そのようなことばの状態は何歳くらいからみられるようになりましたか？　お母さんはいつ気づきましたか？
母親　はっきり覚えていないんですけど、話し始めた頃から、もうそういう話し方をしていたような気がします。うちの子、話し始めるのがちょっと遅くて、2歳くらいでやっと単語をしゃべるようになったんです。ところが話し始めるようになったかと思うと、どんどんことばが増えて、ことばをつなげて文で話すようになって…。ずいぶんおしゃべりするようになったなぁって思っていたら、同時にことばもどもっていました。でも、まだ小さいからこんな話し方なのかなぁ、言いたいことがたくさんあって、口がついてこないのかなぁって思ってました。
餅田　周りの方もA君がどもることをご存知ですか？　お母さん、どなたかにご相談され

たりしましたか？
母親 はい。主人も、おじいちゃん、おばあちゃんも、主人の両親ですが、知っています。でもみんな、「まだ小さいから気にしない方がいいって。そっとしておくのが一番だと。意識させるとよけい悪くなるからって」。

餅田 お母さんはそれを聞いてどう思われましたか？

母親 はい、始めは私も同じ気持ちでした。子どもも、どもっているかと思うと、スラスラと話すようになったりして、そういうとき、「ああ、もう治ったんだ」と思ったりして。でも、3ヵ月くらい前でしょうか、繰り返すだけでなく、さっき話したように力を入れてことばに詰まるようになって、その時は苦しそうで、初めて「どうしよう！」って心配になりました。ネットでたくさん調べました。そうしたら、あまりにもたくさんの情報があって、見れば見るほど心配になる内容ばかりで…。

餅田 <u>インターネットの情報は、お母さんを安心させるというより、より不安にさせるものも多いし、必ずしも根拠に基づいた正しい情報とは限らないんですよ。</u>とりあえず、いったん、インターネットで検索するのは控えてみませんか？　代わりに信頼できる本や資料をご紹介しますから。

母親 そうなんですか。ありがとうございます。しばらくネットを見るのはやめてみます。どうせ辛くなってしまうだけだし…。

餅田 そうしましょう。ことばの様子の話に戻りますね。今は、力を入れて詰まることはないんですね。

母親 はい。繰り返しだけです。

餅田 <u>A君は、自分のことばのことについて何か言ってきたことはありますか？「うまくしゃべれない」みたいなこと。</u>

母親 今は気にせず話しているように見えますけど…。どもっていても本当によくしゃべるんです。でも、さっき話した一時期ことばがひどく詰まっていたときですけど、「言えない！」って言って話すのを途中でやめてしまったことがあって、もうびっくりしました。このまましゃべれなくなっちゃったらどうしようかって。でも、主人も、近くに住んでいる義父母も「母親が気にしすぎるとよけいに悪くなる」「ちょっと厳しく叱りすぎたんじゃないか」と、私のせいであるかのようなことを言うので、私もきっと自分のせいなんだと思って（涙）。

餅田 <u>そんな風に思われてきたことは、とても辛かったですね。</u>詳しいことはまた改めてゆっくりご説明していきますが、A君がどもっているのは決してお母さんのせいではありませんよ。これだけは覚えておいてくださいね。子どもを叱らないお母さんなんていません。叱ったからどもるようになるなら、ほとんどの子どもたちはどもっていますよ。吃音の原因はいろいろと研究されているんですけど、まだ特定されていないのです。1つじゃなく、いろんなことがかかわりあって起こると言われています。これも少しずつ勉強していきましょう。お母さんと今日お話して感じたのは、これだけ不安に思っていらっしゃるわけですし、ただ様子を見るだけではなくて、相談のために病院を受診されてはどうか、ということです。いかがですか。

母親　でも、息子はまだ3歳ですし、病院になんか連れて行ったら、本人に意識させて吃音が悪化したりしないんでしょうか。

餅田　お母さんのご心配なお気持ちはよくわかります。ほとんどのお母さんがそのように考えられますから。周りの人からも相談に行くことについて何か助言されましたか？

母親　はい。市民病院で吃音の相談ができることは聞いていたので、行ってみようかって話したら、義父母に止められました。「まだ小さいから様子をみなさい。病院に行ったことで本人が意識してしまってよけい悪くなったらどうするんだ」って。私もそうかなぁと思って。

餅田　確かに、A君はまだ小さいのでご自分の吃音に気づいていないように見えるかもしれません。でも、苦しい詰まり方をしていたときには「言えない！」って言っていたんですよね。きっとびっくりしたと思うんです。「何で言えないんだろう」って。A君は、今はまだ困ったり、悩んだりはしていないかもしれないけれど、これから成長にともなってだんだん自分の話し方について気づいてくる時期が来ると思います。その時に、「そのしゃべり方で大丈夫だよ」って伝えて安心させてあげたいと思うんです。病院に来てくださったときは、今はまだA君も小さいので、ご本人といろいろ話し合ったり、練習したりするわけではありません。A君と遊んだり、おしゃべりしたりしながら、ことばを含む全体的なご様子を見させていただきます。それを踏まえて、今後、どんな風にA君を支えていってあげればよいかということをご一緒に考えていければと思います。お母さんには吃音について正しい情報を知っていただき、私といろいろと話し合うことで、これまで感じておられた不安を少しでも軽くしていただきたいと思います。お子さんが小さいうちは確かに「様子を見る」ことが多いのですが、何を、どんな風に様子を見ていくのかという具体的な方針があった方が安心されるということはないですか？

母親　はい。私も、何か自分ができることはないのかなと歯がゆく思っていたので、そういうことがわかるととても安心できます。

餅田　何も心配なさらず病院にいらしてくださいね。受診までの間にこのリーフレット（20ページ参照）を読んでみてください。参考になる本も紹介されています。リーフレットはもしよろしければ、おじいちゃん、おばあちゃんにも読んでいただいてみてはいかがでしょう。

母親　私から義父母に、「こうしてください」みたいなことはなんとなく言いだしにくいのですが…。

餅田　なるほど、そうですよね。じゃあ、こういうのはどうですか？「3歳児健診に行ったら、専門の言語聴覚士と話をする機会があって、『お子さんの吃音については周囲の人が正しい理解をすることが大切だから、A君と接する機会も多く、とても大切な存在であるおじいちゃん、おばあちゃんにもぜひ、この資料を読んでもらってください』と、その言語聴覚士に言われました」って伝えるんです。

母親　そういうことなら伝えられそう。話してみます。

餅田　周りの人たちに理解してもらうことも含めて、具体的なことは、これからご一緒に考えていきましょう。

母親　もう一つ気になっていることがあるんですけど…。息子は来年の4月に保育園に入園する予定なんです。家族は息子がどもることをわかっているので今は何も気にせず話しているようですが、保育園に行くようになったら、お友達にからかわれたり、いじめられたりするんじゃないかと心配で…。

餅田　確かにそういうことが不安になりますよね。<u>保育園では、保育士さんたちに吃音のことをちゃんと理解してもらったり、必要に応じて保育士さんからお友達に説明してもらったりすることで、いじめやからかいを防げることが多いんです。</u>まず、保育士さんにも吃音について勉強してもらいましょう。それをどんな風に進めていくかについても、病院でご一緒に考えていきませんか？

母親　はい。どうもありがとうございます。ずっと不安だったので、少し気持ちが楽になった気がします。これからよろしくお願いします。

母親の話を伺うときに心がけていること

　母親の中には、お子さんの吃音のことが気になりつつも、減ったり、増えたりする吃音の波に一喜一憂しながら、なんとなく相談に向かうことができずに過ごしてきた方が少なくありません。周りの人に相談すれば、「気にしないほうがいい」「そのうちよくなるから」、さらには、「相談になんて連れて行ったらよけい悪くなる」と言われ、それでもすっきりと吃音がなくなるわけでない日々に不安を募らせています。また、吃音の原因についてあれこれ調べ、一部の情報に「母親の育て方がいけない」といった記述を見つけ、自分を責めて心を痛めている場合も少なくありません。実際、家族など身近な周りの人たちから、子どもがどもるのは母親に原因があると言われて傷ついている方もいらっしゃいます。

　そのような状況で過ごして来られた母親にとって、3歳児健診の待合いフロアのカーペットに座り込んでの相談は、病院の受診よりもハードルが低くて済むかもしれません。せっかくお話できる機会ができたのですから、お話を伺うときは、先に述べたような経過の中で出会ったことを踏まえ、また、母親の日々の生活の中での不安に想像力を働かせます。最初から、「吃音とは」「発症率は」「男の子に多くて」「自然治癒の確立は」「周囲はこのように対応して」という説明や助言をし過ぎないようにして、まず、母親がどのようなことを経験してこられ、現在どのように考え、また、どんなことを不安に思っていらっしゃるのかを丁寧に「聴く」ようにします。その上で、病院に相談に来てもらうことでお子さんの吃音が悪化するようなことはないこと、むしろ、今後、ご一緒に、お子さんを見守るための具体的な方針を立てることができることをご説明します。相談をしていただくことで、少しでも母親の不安が軽くなることを、この健診の場を借りての面談では心がけるようにしています。

　紹介した事例では、吃音についての相談のために病院の受診をお勧めしています。しかし、私は病院を受診することだけが吃音について適切な相談ができる方法であると考えているわけではありません。3歳児健診のようにすべての子どもたちが育ちの過程で普通に通る道のりで、普通に相談ができ、普通に適切な助言が受けることができたら母親たちの負担はかなり軽減されるのではないでしょうか。その意味で、地域の3歳児健診に言語聴覚士が参加できる体制ができれば、もしくは、健診の場に言語聴覚士が不在でも、保健師さんたちが吃音について十分に適切な情報提供や助言ができる状態が当たり前であれば、と思います。

［4］　カンファレンス──健診後、保健師との情報交換と助言

　すべての親子たちが健診を終えて帰られた後、スタッフ全員で集まり、カンファレンスが開かれます。その日、健診を受けたすべてのお子さんについて、情報を共有し、方針の確認をします。私もそこに参加させていただきます。（担当保健師Bさんが、先ほどのA君について今日の健診の報告をしています）。

保B　それでは次に、A君についてですが…。今日は、A君のお母さんから問診の際に「子どもがどもるのが気になる」というお話があり、餅田さんにお母さんとお話していただいたんですよね。いかがでしたか？

餅田　はい。（お母さんとの間で行なわれたやりとりの要点を説明）。近いうちに市民病院を受診していただくことになりました。

保B　まだ3歳ですが、やはり病院にかかった方がよいのですか？

餅田　はい、そう思って受診を勧めました。

保B　お母さんから吃音の相談を受けたときいつも迷うのですが、どういう子には受診を勧めて、どういう子についてはもう少し様子を見てもよい、という目安はありますか？

餅田　そうですね。基本的に、お母さんの方から「吃音があるんですけど」というお話が出たのであれば、少なからず不安を感じていらっしゃるという場合が多いと思うので、受診を勧めていただいてよいと思います。3歳ぐらいだと、確かにその後自然に吃音がなくなるお子さんもいますが、自然治癒せずにそのまま吃音をもって育っていく可能性もあるわけです。その子がどちらの道を歩んでいくことになるのかの予測は難しいのです。ですから、相談はしたけれど結局吃音がなくなったね、ということならそれはそれでよいと思うので、とりあえず、受診をして、お母さんに正しい吃音の知識をもっていただいたり、生活の中で具体的にできることなどを話し合うことで不安が軽減できればと思います。

保B　私がA君に問診をしたとき、結構しゃべってくれたのですが、まったく吃音は見られなかったんですよ。だから、お母さんが気にしすぎなんじゃないかって、まだ病院にまで行く必要はないんじゃないかって思ったんですけど。

餅田　吃音はどんな場面で誰と話しているかによって、表れ方に違いがあるものなんです。今、目の前でどもっていないことで、「大丈夫ですよ」というのは危険です。日頃の様子をお母さんから聞いて、「家ではすごくどもっているんです」ということであれば、それにちゃんと耳を傾けて、お母さんの不安に対応してあげた方がよいと思います。

保B　そうなんですか…。これまでは、お母さんから子どもの吃音のことを相談されても、「小学校に上がるまでは様子をみたら」というアドバイスをしてしまっていました。

餅田　これからは、ぜひ、3歳の時点で周りが気づいているのであれば、一度受診をするように勧めてあげてください。でも、実際病院の予約は込んでいて、初診の日がとても先になってしまうこともあるので、保健師さんから吃音についての基本的な説明や助言もしていただけると、お母さんはとても安心されると思います。このリーフレット（20

ページ参照）を渡して読んでいただいてもよいと思います。
（リーフレットを見た別の保健師Cさんが発言）

保C　今リーフレットを見ていて気づいたのですが、今日健診に来ていたDちゃんのお母さんが、「最近、いろんなことばのはじめを強く言うようになった」っておっしゃっていたんですけど…。

餅田　もう少し詳しいことを伺わないとわかりませんが、<u>もしかしたら吃音の「難発」の症状かもしれませんね。</u>

保C　えっ、そうなんですか？　それも吃音なんですか？　私、吃音とかどもりっていうのは、「あ、あ、あ…」みたいになることだと思っていました。これを見たら、詰まったり、引き伸ばしたりするのも吃音なんですね。知りませんでした。

餅田　Dちゃんのお母さんにも、病院に相談の窓口があることを、あとでご案内したらどうでしょう。

保C　そうします。私も「どうしてでしょうね？」と一緒に首をかしげてしまったので、早速お母さんに連絡してみます。

保B　餅田さん、できれば、私たち保健師向けに、吃音の勉強会を開いていただけませんか？　健診や子育て相談で吃音の相談を受けたとき、どんな点に注意してお子さんを見ればよいか、お母さんにどんな助言をしてあげたらよいか、そもそも、吃音について私たち保健師も知らないことが多いということがわかってきました。お願いできますか？

餅田　もちろんです。ご一緒に勉強していきましょう。<u>お子さんの吃音について最初に相談を受ける可能性が高いのは保健師さんたちです。皆さんが吃音についての正しい知識をもってくださり、</u>お母さんたちの気持ちを理解して、適切な助言をしてくださることほど心強いことはありません。お忙しい業務の中ですが、よろしくお願いします。

保健師への助言で心がけていること

　現場でたくさんの保護者にさまざまな対応をしている保健師たちは、吃音以外にも数多くの相談を受け、多忙を極めています。知っておかなければならないこと、勉強しなければならないことは数多く、また、ご相談に来られる保護者にもいろんな方がいらっしゃるでしょうから、ご苦労も多いと想像され、献身的な仕事ぶりには本当に頭が下がります。言語聴覚士として、吃音のことをもっと知ってもらいたい、適切な助言をしていただきたいという思いは山々ですが、「日々の激務の中で現実的にお願いできること」という配慮を忘れずに、共に学び、一緒に子どもや母親たちを支えていきましょう、言語聴覚士である私はそのためにお役に立てることをさせていただきますよ、という姿勢を示すことが大切であると思っています。そして、保健師が吃音のある子どもたち、保護者たちを支える大きな影響力をもっていることをお話しして、ぜひ力になってあげてください、とお願いするようにしています。

　幼児吃音のリーフレット、吃音について知っておいていただきたいことが学べる書籍などを紹介する中で、保健師から「吃音についてもっと知りたい」という声が上がればうれしいですね。

まとめ──さらに、地域への吃音啓発を目指して

　3歳児健診に参加させていただくようになり、吃音についてはまだまだ理解が不十分であったり、誤解も多いことを感じます。東御市では子育て支援の1つの施策として各保育園の年中児を対象に「5歳児相談会」というものも開かれています。私はこの5歳児相談会にも何回か参加させていただいたのですが、その中で、何人かの未相談の吃音のお子さんについて、園の保育士から相談を受けました。中には、3歳児健診のときに母親が相談をしていたにもかかわらず、「まだ小さいので様子をみましょう」という助言を受け、そのままにされていたという子もいました。5歳になった現在、最初の頃見られた繰り返しの症状だけでなく、力を入れて詰まる症状も見られるようになってきたとのこと。保育園では友達からの指摘も始まっていました。母親も不安になり、どうしたらよいのかわからず、保育士に相談をしてきたそうです。あくまでも想像の域を出ませんが、もし3歳のときに早くから対応がなされていたら…と考えてしまいます。3歳児健診のときに適切と思われる対応を講じたからと言ってお子さんの吃音の症状がどうなったかはわかりませんが、<u>少なくとも2年間もの間母親が1人で不安なまま過ごすことを防ぐお手伝いはできたのでは？と思うからです。</u>そのため、保健師だけでなく、地域の保育園の保育士、幼稚園の先生に吃音について正しい知識をもっていただき、意識を高めていただくことも、吃音の早期発見、早期介入、悪化の防止のために重要であると思われます。

　また、当院では、1人で悩みがちな保護者同士が思いを共有できる場として「吃音のあるお子さんの保護者のつどい」を開いています。その様子をまとめた記録集を市内の小中

学校や保育園、幼稚園などに配布し、吃音のある子どもを育てる保護者の気持ちを知ってもらうことで、地域における吃音の啓発にも努めています。

参考資料

保護者、専門家（保健師、子育て相談員、保育士、幼稚園教諭など）両者に
- ことばの臨床教育研究会編　リーフレット　「うちの子はどもっているの？―お子さんの話し方が気になる方へ　吃音相談シリーズ・幼児編」　NPO法人全国言友会連絡協議会　http://zengenren.org/publish.html
- 廣嶌忍・堀彰人編著　『子どもがどもっていると感じたら』（大月書店、2004）

専門家（保健師、子育て相談員、保育士、幼稚園教諭など）向け
- 堅田利明著　『特別支援を難しく考えないために』（海風社、2011）

菊池の視点

　3歳児健診は吃音について最初に相談できる専門機関だと思います。言語聴覚士はその3歳児健診に専門家としてかかわれることが大切だと思います。餅田先生は吃音の悩みを丁寧に「聴き」、母親が1人で不安で過ごすことを防ぐお手伝いをされています。健診の場だけでは十分な話ができないこともありますので、必要があれば病院に来ることもいいと思います。「吃音を意識すると悪化する」というのは、根拠のないことばであり、吃音の正しい情報を伝えることが大事です。

資料

ことばの臨床教育研究会編　リーフレット　「うちの子はどもっているの？　お子さんの話し方が気になる方へ（吃音相談シリーズ・幼児編）」（NPO法人全国言友会連絡協議会）
http://zengenren.org/publish.html

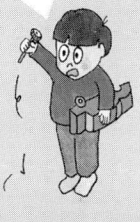

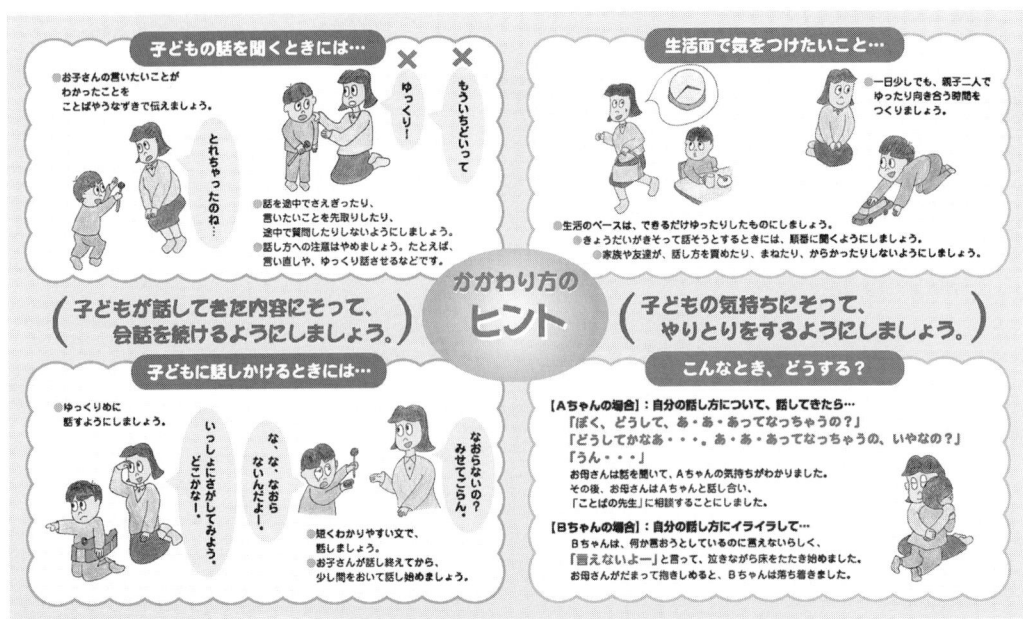

3歳 ② 酒井奈緒美の方法

国立障害者リハビリテーションセンター研究所 研究員／病院 言語聴覚士

設備
・言語訓練室（プレイルーム）
・遊具、机、椅子

教材・準備物
・吃音検査法（幼児版）
・（ことばの臨床教育研究会編「うちの子はどもっているの？―お子さんの話し方が気になる方へ（吃音相談シリーズ・幼児編)」）（NPO法人全国言友会連絡協議会）（20ページ参照）
・「ことばの記録」用紙（27ページ参照）

私の方針

　就学前の子どもの場合、吃音の意識がまったくない子どもから、なんとなく言いにくさを感じている子ども、また言いにくさを感じそれに対してマイナスのイメージをもっている子どもとさまざまです。意識をしており、困っている、あるいは嫌だなと思っていることが（初診時にお持ちいただく問診票などで）わかる場合は、本人と直接「ことば」について話をしますが、まったく意識がないと思われる子どもには、初診で直接的な話はしません。
　私はまず今後の方針を立てるための情報収集を保護者・子どもの両方から行ないます。具体的には、①現在のことばの状態、②これまでの経過、③生活の様子などを伺います。現在のことばの状態は初診時の子どもの発話の様子を観察し、これが普段と比べてどうなのかを保護者に尋ねます。これによって、「今はほとんど症状がないけど普段はもう少しあるんだな」「いつもこれくらいなんだな」などと大体の状態がつかめます。またこれまでの経過と、生活の様子を伺うことで、どのような介入が可能か、効果的かを考えます。初診1回のみで今後の方針が固まることはありません（指導経過とともに変化しうるものです）が、「こういう状況ではことばの状態はどうだろうか？」「この生活習慣を変えてみるとどうだろうか？」と気になるところを1つ、保護者の方に伝え、次回までにやってきて（あるいは観察してきて）もらいます。

> **ケース** 父親に吃音があり、発吃から 1 年近く経過していた男の子 ［ 3 歳］

```
0分            15分              35分            60分
[1]言語評価前問診票 > [2]親-子の遊び > [3]吃音検査法の実施 > [4]保護者との面接
```

［1］ 言語評価前問診票

　言語聴覚士が評価・面接する前に、当院では耳鼻科の医師の診察・聴力検査を受診してもらいます。その耳鼻科受診の際に問診票（吃音に関する調査票［28〜31ページ参照］）をお渡ししておき、言語評価を受ける日（耳鼻科診察後の別の日程）に記入したものをお持ちいただきます。自宅で時間のあるときに記入できるので、保護者の方は詳しい情報、伝えたい内容、あるいは質問を漏れなく書き込めると思います。こちらも問診票を見ながら保護者とお話できますと、スムーズに面接を進められます。

［2］ 子どもと保護者の遊び場面の観察

　プレイルームで子どもと保護者で遊んでもらい、その様子を観察します。観察は同室で行なう場合もありますが、子どもが言語聴覚士に対しなかなか慣れそうにない印象の場合は席を外し、別室から（ビデオモニターやマジックミラー越しに）観察します。ここでの目的は、普段コミュニケーションをとっている相手との間で、どの程度症状が出ているのか、また発話の長さ・量・速さを知ることです。同室の場合は、初対面の人への反応、ことばの状態はどうかを見るため、親子の遊びに少し加わることもあります。

［3］ 吃音検査法の実施

　『吃音検査法』（学苑社、2013）の幼児版を使い、吃音の状態を評価します。この際、子どもとセラピストが対面に座り、保護者には子どもの横あるいは斜め後ろあたりで見ていていただきます。検査を実施することで、どの程度の言語レベルの課題（単語のみで答える課題、文章で答える課題など）でどの程度の症状がどのくらいの頻度ででるのかを把握できます。また、検査のような少し緊張する場面での発話がどうか（普段とあまり変わらない、しゃべらなくなる）についても把握できます。

会話を進めるテクニック

　待合室へ迎えに行き、まずしゃがんで子と視線の高さを合わせて、挨拶をします。そして、今日は「一緒に遊んだりお話ししたりしたい」ことを伝えます。何をするのかを先に伝えることで、子どもの不安を少し軽減できると思います。

　プレイルームに入ってからは、自由に遊んでよいことを伝え、<u>子どもが興味をもっていそうなおもちゃについてコメントをする（例「これ、お家作れるんだよ」）など、子どもの興味に沿って声かけをします。</u>これでうまく発話が引き出せればよいのですが、吃音のあるお子さんの中には、対人的に過敏だったり、初めての場所に慣れないこともあります。その場合は無理せず、安心できる保護者と一緒に場所や人に慣れてもらうことを優先し、「しゃべってもしゃべらなくてもいいよ」という雰囲気で遊びます。慣れれば声もでてきますので、それに対してしっかりセラピストが反応を示します。

　<u>吃音検査に誘う際は、「机で一緒にゲームしたいんだけどいいかな？」などと声をかけます。</u>検査中は検査上の制約がありますが、子どもが発言した場合は、「伝わっている」ことをうなずきや、ことばを繰り返したりコメントを加えることで返します。

　全体を通して「あなたのお話が聞けてうれしい」「とてもよくお話がわかった」というような、子どもが発話することに対してプラスのイメージをもてるようなメッセージを伝えるようにします。私は吃音検査終了時、あるいは初回面接終了時に、「○○君のお話すごくよくわかったよ。たくさんお話を聞けて先生はうれしかった。どうもありがとう」というような発言をするようにしています。

［4］ 保護者との面接

　基本的に、問診票に基づき、保護者が最も相談したいこと、心配なこと、質問したいことなどを伺います。

　A君に関しては、受診までの経過が特徴的だった（父親がご自身の吃音で外来を受診され、その際に子どもも半年以上1年未満吃音が続いていることを主治医に伝えると、子どもも受診した方がよいと勧められた）ので、子どもの吃音をどうとらえているか、相談に来ることについてどう思っているかなどについてもお話を伺いました。

　父親は、「まだ相談するには早いだろうと思っていた。今行っても、本人にできることはないだろうと思っていた」「子どもも来た方がよいと言われて来た」とおっしゃっていました。つまり、父親はご自身の経験から、「吃音への対策＝本人が練習（音読など）に取り組む」と思っていらしたようで、それには3歳はまだ早いだろうと思い、様子を見ていたとのことでした。

　上記のようなお話を伺った後、発吃の年齢とその後の経過、本人の自覚、生活の様子など、今後の方針を検討する際に必要な情報について質問しました。

　その後は、その日の子どもの様子や父親の話からの情報を統合・判断し、その日のうちにお伝えした方がよいと思うことを伝えました。

① 幼児期は吃音への対策をするのに大事な時期である
　人間は1歳半過ぎ頃から「お話をする」力を急速に伸ばします。物事を認知し、それにことばのラベルを貼り、発話運動を通して音にする、これをスムーズに行なうことで「なめらかに話す」行為が生まれます。幼児期の特徴は、①認知も言語も運動も発達の途上にあるため、そのバランスが崩れやすく、非流暢になりやすい、②話す経験を積み重ねる中で、効率の良い発話の神経ネットワークを形成していくという点です。小学校に上がる頃には、話すための神経ネットワークが大方完成に向かうため、幼児期は発話の「なめらかさ」の獲得に大事な時期であることを伝えました。

② 「なめらかに話す」神経ネットワークを強固にするためには、できるだけなめらかに話す体験を積むことが重要である
　「つっかえながら話す」神経ネットワークではなく、「なめらかに話す」神経ネットワークを脳内に形成するためには、それをたくさん経験することが大切であるとお伝えしました。たとえば「自転車に乗る」のと同じで、時には転びながらもうまく乗れる経験を重ねることで、うまく運転するための運動神経が強固になり、しだいに転ばず乗れるようになることを説明しました。

③ 「なめらかに話す経験を積む」ために親ができることはたくさんある
　3歳で本人に自覚がない場合、なめらかに話せる環境を作ることが一番大事です。どんなときに、なめらかに話せていて、どんなときにつっかえやすいかを観察・把握し、なめらかに話せているなと思う環境を積極的に作り出すことを勧めました。そして<u>一般的に望ましいと言われている発話環境について、リーフレット「うちの子はどもっているの？」（20ページ参照）をもとにお伝えしました。</u>

　最後に次回までの「宿題」として、「どんなときにことばがつっかえやすいか」「どんなときに比較的楽に話せているか」を観察し、「ことばの記録」の用紙（27ページ参照）に記入してきていただくことをお願いしました。

　次回来所時にお持ちいただいた記録を見ると、「大好きなおじいちゃんがたくさん遊んでくれた」日とその次の日、また遊戯施設へ行って「楽しくて大興奮」した次の日から3日間にことばの状態が悪くなったことが書かれていました。この結果を受け、週末の過ごし方（家でのんびり過ごす、あるいは出かけることが多いかなど）について聞き取りをしたところ、保護者自身が外に出たい気持ち、また子どもにもいろいろな経験をさせたいという気持ちが強いことから、家族ででかけることが多いことがわかりました。このケースは、父親と母親ともにフルタイム勤務で、子も毎日朝から夕方まで保育園に通っています。そこで、<u>興奮したり、身体が疲れたりすると、たとえそれが楽しいことであっても、ことばの調子が悪くなることがあることをお話しし、まず1つの提案として、毎週外出するのではなく、お家でゆっくりのんびりと、お父さん・お母さんと遊ぶ日を作ってみましょうかと提案しました。</u>

　本ケースに関しては、記録からすぐに「どのようなときにつっかえやすい」という傾向が見て取れましたが、それがわからない、また保護者が「楽に話せるときがない」とおっしゃる場合もあるかもしれません。<u>そのような場合は、まず一般的に子どもが楽に話せると言われている環境（親がゆっくり簡単な文で話しかける、子どもの視線の高さに合わせ顔を見ながら話を聞く、きょうだいがいる場合は順番を守って話すなど）を作るようにお願いし、その状況での子どもの様子を観察してもらいます。</u>そのような環境を作ってもなかなか楽に話せないとなれば、指導室でゲームのようにして楽に話せる条件を設定し（「かめさんのようにのんびりと話すゲームだよ」などと説明して）絵カードの呼称を行なってみます。

保護者の信頼を得るポイント

　保護者が「また相談に来てみよう」と思うポイントは大きく2つあるように思います。ひとつは、子どもが楽しい時間を過ごせた、子どもが流暢に（楽に）話していたなど、子どもにとって何かよい効果がありそうだと感じたかだと思います。親御さんに「なめらかに話す経験をたくさん積むことが大事」と伝えますので、それをまずは初診の場面で実践して見せます。こちらが発話の速度を落とし、発話の長さ・量を合わせ、目の前にある事象について話すなどの調整をし、子どもの発話が楽になったら、これについて解説を加えます。

　もうひとつは、保護者が望んでいた対応が得られたか、また今後に希望をもてたかだと思います。とにかく不安を聞いてほしいという方もいらっしゃるでしょうし、子どもの吃音を楽にするための具体的な方法を知りたい方もいらっしゃると思います。そのためには、保護者の話に傾聴する姿勢、吃音臨床に関する知識・情報、あるいは一緒に取り組んでいきましょうという前向きな姿勢を呈示することが大切だと思います。「姿勢」については吃音に限らず相談を受ける際の基本だと思いますが、吃音に関する知識・情報を提供できることは親御さんの漠然とした不安を解消するために大事なポイントだと思います。

まとめ

　本書が、小児吃音臨床、特に「初回面接における子どもや保護者の心のつかみ方」のエッセンスを示すことを目指していることから、本ケースに関しては父親へ「継続的に通ってみようと思った要因は何であったか？」をインタビューしてみました。父親の答えは以下のようなものでした。

・自身の経験から、3歳という年齢では本人にできることはないだろう（まだ相談に行くのは早いだろう）と思い、様子を見ていた。実際に来て話を聞いてみると、本人ではなく親ができることがたくさんあることを知った。
・自身も吃音があるので、書物などで情報をそれなりに得ていたつもりだったが、今回言語聴覚士から話を聞き、専門家に情報をもらった方が早いと感じた。自分で情報を集めるのには限界があると思った。

　<u>父親の答えからは、「子どもが変わった」「子どもによい影響があった」というよりは「保護者が何をすればよいのかわかった」「吃音に関する情報を得られる」というところがポイントだったようです。</u>
　その後、ご両親が環境調整を頑張ってくださった結果、言語聴覚士から見ると、初診から1年以上経過したところで、お子さんの発話症状は軽快化し、安定しております（症状は消えていません）。本人の吃音に対する意識も観察されますが、マイナスなものではあ

りません（「ごめんなさいって言おうとすると、ごごごってなっちゃうんだよね」のような発言はあります）。今後も、症状や本人の意識の変化を見ながら指導方針を検討し、子どもの現状にあった支援を継続する予定です。

菊池の視点

　酒井先生の特色は、3歳児の吃音に対して、「大人が何をすればいいのか」「何を知っているといいのか」ということや、子どもの吃音との向き合い方などを保護者に教えています。3歳児は本人が困っているよりは、保護者が困っている場合が多いと思いますので、正しい情報提供と前向きな姿勢が必要ですね。

資料1

ことばの記録

お子さんのお名前＿＿＿＿＿＿＿＿＿＿　　　記入者氏名＿＿＿＿＿＿＿＿＿＿

日付	ことばの状態 0：全くどもっていない 1：0と2の間 2：たまにどもる 3：2と4の間 4：よくどもる 5：4と6の間 6：話すたびにどもる	よく見られる どもり方 く：くり返す 引：引きのばす つ：つまる	気づいたこと ・どんな場面なら楽に話せるか ・どんな場面でよくどもるか ・その他気づいたこと ・担当者への質問　など	「良かった」探し 話しことば以外の面で、お子さんの「良かった」ところを見つけて書いてください
例：5/31	0・1・②・3・4・5・6	ⓒ・引・つ	言いたい事がたくさんあるときどもりやすいようだ	お友達と楽しそうに遊んでいた
	0・1・2・3・4・5・6	く・引・つ		
	0・1・2・3・4・5・6	く・引・つ		
	0・1・2・3・4・5・6	く・引・つ		
	0・1・2・3・4・5・6	く・引・つ		
	0・1・2・3・4・5・6	く・引・つ		
	0・1・2・3・4・5・6	く・引・つ		
	0・1・2・3・4・5・6	く・引・つ		
	0・1・2・3・4・5・6	く・引・つ		
	0・1・2・3・4・5・6	く・引・つ		
	0・1・2・3・4・5・6	く・引・つ		
	0・1・2・3・4・5・6	く・引・つ		
	0・1・2・3・4・5・6	く・引・つ		
	0・1・2・3・4・5・6	く・引・つ		
	0・1・2・3・4・5・6	く・引・つ		

資料 2

吃音に関する調査票（保護者用）

◎お願い

　この調査票は、担当者がお子さんについて理解を深め、今後の治療方針を立てる上で参考にさせていただくためのものです。記録は大切に保管し、秘密は厳守いたしますので、ありのままをお書きください。

　　　　　　　　　　　　　　　　　　　　国立障害者リハビリテーションセンター病院

記入日　　　　年　　月　　日　　記入者名　　　　　　　　　続柄　　　　　

お子さんのお名前	ふりがな		性別 男・女	生年月日　　年　月　日生		年齢　　歳　ヶ月
通学（通園）されている学校（園）名			年・組	担任名		
ご住所　〒						
お電話番号　（自宅）　　　　　　　　　（携帯）						
通院の交通手段（　　　　　　　　）　所要時間（　　時間　　分）						
ご家族	氏名		年齢	続柄	職業（学校・園名）	

1．お子さんがどもり始めたときの様子およびその後の経過

1）どもり始め

　(1)お子さんはいつごろ、どのようにどもり始めましたか（できるだけ詳しくご記入ください）。

(2) そのころ、何か変わった出来事はありましたか。

(3) そのときのことばの様子は、どういったものでしたか。

(4) どもり始めるまでのお子さんの成長ぶりや、ことばの発達についてはいかがでしたか。

2）その後の経過

(1) どもり始めた後、お子さんの吃音の症状に変化は見られましたか。見られたとすれば、どういった変化が見られましたか。

(2) これまで、お子さんの吃音について、どこかの機関に相談されたことはありますか。もしあれば、相談に通った期間（いつからいつまで）や経過について、以下にご記入ください。

機関名	通った期間	経過

幼児

(3)これまでに吃音について調べたもの（本やホームページ等）がありましたら、主なものを以下にご記入ください。

(4)これまでお子さんがどもったときには、どのように対応されてきましたか。

2．現在の吃音の状態

1）お子さんには現在、どのような吃音の症状が見られていますか。

2）お子さんの吃音には、調子の波がありますか。ある場合には、どういった場合に調子が良いですか。また、逆にどういった場合に調子が悪いですか。

ある・ない
良い場合：

悪い場合：

3）お子さんは、自分の吃音に気づいていると思われますか。もし気づいていると思われる場合には、その理由（どんな様子から、気づいていると思うか）をお書きください。

気づいている・気づいていない
　理由：

3

3．ご家族やご親戚の中に、吃音があった方、または現在も吃音のある方はいらっしゃいますか。いらっしゃる場合には、続柄と現在の吃音の状態についてお書きください。

続柄	現在の吃音の状態	続柄	現在の吃音の状態

4．吃音以外に、お子さんについて何か気になることがあれば以下にお書きください。

5．通院可能な曜日および時間

1）以下の曜日および時間帯について、通院の可否を ○、△、× でご記入ください。

　　○：通院を希望する　　△：希望しないが通院は可能　　×：通院不可能

	月	火	水	木	金
9時～10時					
10時～12時					
13時～14時					
14時～16時					
16時～17時					

2）その他、通院の曜日および時間帯についてご希望があれば、以下にお書きください。

6．当院のことをどのようにしてお知りになりましたか。
　　□他機関のご紹介　　（機関名：　　　　　　　　　　　　　　　　　）
　　□どなたかのご紹介　（その方のお名前：　　　　　　　　　　　　　）
　　□インターネット　　□その他（　　　　　　　　　　　　　　　　　）

質問は以上です。ご協力ありがとうございました。

（2012年11月6日改訂）

幼児

年中 ③ 菊池良和の方法①

九州大学病院耳鼻咽喉科　医師

設備
- 通常の耳鼻咽喉科診察室ユニットのみ。
- 電子カルテあり。遊具なし。約3畳のスペース
- 本人を入れて、2、3人入ると狭いと感じる。

教材
- 読み物「ジャックと豆の木」ふりがな付
- 園・学校の先生に渡すプリント
- 問診票（本人、親）

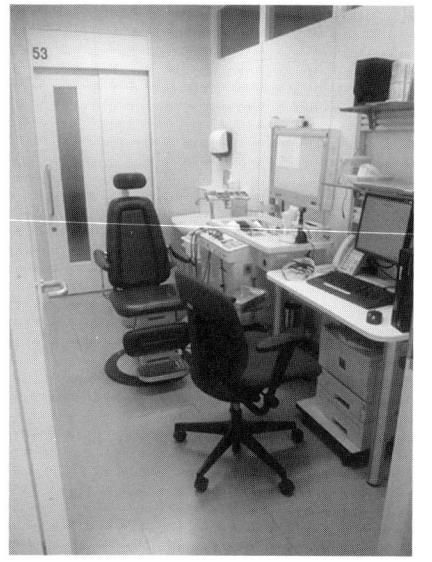

私の方針

　子どもに関しては、困っていることを問診で見つけて、その対策を本人・親と話し合い、からかい・いじめを必ず解決します。"吃音を意識させない""吃音の話はタブー"と思い込んでいる親御さんがいるので、本人と話す場面では親と同席してもらい、「こういう風に家庭でも吃音の会話をしてもいいんだよ」という見本を示します。その際に、子どもがどもっていたら、おうむ返しを使い、どもっている子どもの話し方の聞き方のお手本を示します。親は、「吃音は治るのですか？」「子どもと、どういう風に接した方が良いですか？」という質問をするので、それをごまかさず、話し合います。また、吃音のある子どもが暮らしやすい環境にするために、先生だけではなく、周りの保護者にも積極的に吃音があることを伝えていくように促します（例：40ページの「幼稚園・保育園の先生へ」を配布する）。

ケース 親子で吃音をオープンにしていなかった男の子［年中］

```
                        0分       15分                    45分
[1]予約時電話   [2]診察前   [3]診察1        [4]診察2
              問診票
```

［1］ 診察予約が入ったら、診察日前に電話をする

菊池　何がきっかけで受診することを決めましたか？

母親　3歳0ヵ月で吃音が始まりました。一度、近くの小児科で相談すると、「親が子どもに吃音を意識させないように」とアドバイスを受けました。しかし、最近本人が、「どうして、あ、あ、あ、ってなるの？」と吃音に気づいた発言があり、吃音の専門の先生に診てもらおうと思いました。

菊池　わかりました。当日、あまり話さない可能性もあるので、自宅で話している場面のビデオと、これまでの子どもさんの吃音歴をまとめてきてください。あと、私は吃音の本を書いているので、あらかじめ購入して、読んでおかれると私の話がよく理解できると思います。

母親　わかりました。

［2］ 診察前問診票

　38ページの「家族の方への問診票」と、44ページ「吃音外来初診の方へ」を事前に問診票として渡しておきます。受診するまでのいろいろな葛藤、ショックとなった経験を書いていただくことで、親御さんの困り具合がよくわかります。吃音が始まってから病院に相談に来るまでに数ヵ月から数年かかります。小児の吃音では、何かイベントがあって親が来院しようとしたきっかけがあるはずです。多くの親御さんで、「なんで受診しようと思ったのですか？」と尋ねても、「どもりが続いているから」という抽象的なことしか答えてくれません。的確に親御さんの悩みを知るには、親御さんの心に引っかかっていることを書いてもらい、こちらが把握し、共感することで、信頼感と安心感を得ると思います。

［3］ 診察1──子どもとの会話（必ず親を同席）

菊池　お名前を教えてください。私は、菊池良和です。

たけし　○○たけしです。

菊池　たけし君って言うんだ。どこの幼稚園に行っていますか？

たけし　△△幼稚園。

菊池　△△幼稚園なんだね。先生の名前は？

たけし　××みほ先生。
菊池　みほ先生なんだね。友達は何人いるの？
たけし　うーん。（指折りしながら）6人。
菊池　<u>具体的に名前を教えて。</u>
たけし　かいと君、てつや君、れん君、りゅうた君、そういちろう君、はる君。
菊池　（名前を復唱）たくさん友達がいるんだね。ところで、たけし君は、<u>ことばを繰り返すことが多いのか、つまって声が出ないの、どちらが多い？</u>
たけし　繰り返すのが多い。
菊池　<u>その"繰り返す"って名前があるの知っている？</u>
たけし　ううん。知らない。
菊池　吃音って言うんだよね。たけし君は吃音があるから、菊池先生のところに来たんだよね。たけし君の話し方を真似する人いる？
たけし　うん。
菊池　1人？2人？
たけし　1人。
菊池　<u>具体的に名前を教えて。</u>
たけし　てつや君。
菊池　<u>真似されてうれしい？</u>
たけし　ううん（首を横に振る）。
菊池　だったら、お母さんから、幼稚園の先生に、真似しないように伝えてもらおうね。また、真似されたらどうしようか？
たけし　……わからない。
菊池　「真似するな」と言ってもいいよ。
たけし　うん。
菊池　「なんでそんな話し方するの？」と聞かれない？
たけし　うん。てつや君に聞かれた。
菊池　てつや君に、どう答えた？
たけし　「わからない」って答えた。
菊池　すると、てつや君は何て言った？
たけし　「ふーん」って。
菊池　今度聞かれたら、なんて答えようか？　それと、<u>また聞かれたら、お母さんと先生に伝えてみてね。わざと、繰り返している訳じゃないでしょ？「わざとじゃないよ」って答えてもいいよ。</u>
たけし　わかった。
菊池　話すときに、笑われたりしない？
たけし　笑われていない。
菊池　そうか。たけし君との話は、ここでおしまい。お母さんと話していい？
たけし　いいよ

> **会話を進めるテクニック**
>
> 　幼児は対人緊張が強かったり、あまり話してくれないことが多々あります。吃音の程度を見るためにも、たくさん話を引き出すことが大切です。さらに、子どもは飽きっぽいために、最初の5分以内にどれだけしゃべってもらうか、を重視しています。友達の名前、好きな食べ物・おもちゃなどの話題は、口を開いてくれることが多いです。しかし、初対面の人には、対人緊張が強い子もいるので、あらかじめ録画したビデオを見ることで把握しておきます。すると親御さんも「ちゃんと診てもらった」と安心して、こちらの説明を聞いてくれます。

［4］　診察2──親との会話（本人も同席）

菊池　撮ってきたビデオを見せてください。これが調子の悪いときですか？

母親　はい。スマートフォンで撮影しました。

菊池　繰り返しが多いですが、随伴症状（顔に不必要な力が入ったり、手足でタイミングをとったりすること）はあまりないので、吃音進展段階の第1層（40ページの「幼稚園・保育園の先生へ」参照。吃音の最初の段階で、どもっても本人はあまり苦しくない状態）ですね。何か質問はないですか？

母親　吃音は治るもんですか？

菊池　発症して、男の子では3年で60％、女の子は3年で80％治ると言われています。吃音の家族歴もないですが、まだ3年経っていないですし、治るか治らないか、はっきり言えません。ただ、治らなくても、周りの人が吃音をしっかり理解して、友達にも恵まれれば、吃音があっても、なりたい職業に就くことができますよ。

母親　親として、子どもとどのように接した方がよいのでしょうか？

菊池　吃音がひどいときは本人が話したことばを「ここまで伝わっているよ」というつもりで繰り返して会話を続けさせてください。先取りではなく、本人が話したことばを繰り返すのです。伝わっているよ、という姿勢があればいいです。でも過剰にすると嫌がることもあるので、反応をみてください。

母親　わかりました。

菊池　現在、てつや君から真似されたり、指摘されていますが、最初は友達のからかいから始まります。吃音を知らないからです。なので、幼稚園の先生へのプリント（40ページ参照）を渡します。そして、具体的に「てつや君が真似や指摘をしているので、よろしくお願いいたします」と伝えていただけるとよいでしょう。

母親　他にすることはありますか？

菊池　可能ならば、祖父母とママ友にも、この吃音の説明文章をコピーして、理解をしてもらうとよいでしょう。多くの人が吃音を誤解していますので。あと、インターネットには、どのようなことが書いてありましたか？

母親　愛情不足、2人目の子が産まれたから、子どもの吃音が始まったと思っていました。
菊池　吃音は2〜4歳にほとんど始まります。その時期は2人目が産まれる頃と重なります。ただ、たけし君は下の子が産まれなくても、吃音が始まった可能性があると思います。それは、中国で1人っ子政策をしているにもかかわらず、吃音の子が減った、という報告がないからです。
母親　ああ、そうなんだ。
菊池　親は子どもの吃音が気になるのはしょうがないけど、罪悪感はもたないでください。「親は悪くない」ですよ。
母親　わかりました。

保護者の信頼を得るポイント

「段取り八分・仕事二分」ということばのように、吃音の相談を受けるときは、準備万端にしておくことが信頼を得る秘訣です。事前に診察前に電話をして、病院に来る前の緊張を和らげます。問診票により、吃音の罪悪感の有無、吃音の誤解を把握し、正しい吃音の知識の提供とともに親の味方となります。子どもと私が吃音の話をオープンに話す風景を見て、親子で吃音の話の仕方を教えます。親御さんは正しい情報を必要とされています。手前味噌ですが、拙著の『吃音のリスクマネジメント』『エビデンスに基づいた吃音支援入門』（ともに学苑社）『ボクは吃音ドクターです』（毎日新聞社）の本の存在を教えるだけでも、親御さんから感謝されることがあります。

まとめ

　5歳の男の子に対して、吃音ということばを教え、病院に来る理由を伝えました。吃音のからかいは大きく分けて3つ（真似・指摘・笑われること）ありますが真似・指摘をされて困っていることがわかりました。そして、親御さんには吃音の正しい知識の提供とともに、今後、本人がこまっているからかいを防ぐために、40ページの「幼稚園・保育園の先生へ」のプリントを渡して、病院受診の結果、からかいをなくす対応を幼稚園にしてもらうように伝えました。

　吃音外来の間隔は、からかいがあれば、2ヵ月後としています。幼稚園の働きかけにより、吃音のからかいが0になり、本人の吃音もかなり軽減しました。親がからかいの対処法を学び、子どもの吃音が軽減することにより、母親も自分の子育てに少し自信をもてたとのことです。小児は毎年環境が変わるため、毎年が勝負です。そのために、私は高校3年生までは毎年、担任の先生や子どもが接するすべての大人に、吃音のことを伝えるプリント（39〜42ページ）を渡し続けてください、と伝えています。

菊池の視点

　医師という立場で、診察室に何一つ子どもを喜ばせる教材を持っていなくても、吃音臨床は可能です。小児吃音臨床は困る場面がある程度決まっているために、診察後に読める吃音の説明文および園・学校の先生への資料を渡すことです。ぜひ本書に書いてある資料で活用できるものがあれば、お使いいただけたら幸いです。

資料 1

年　　月　　日

家族の方への問診票

氏名：＿＿＿＿＿＿＿＿＿＿

当てはまる方に○をつけてください。

吃音に初めて気づいたのはいつですか？	歳　　カ月
急に（1〜3日）発症しましたか？徐々に（1週間以上）発症しましたか？	急に　徐々に
親戚や家族に吃音のある人がいますか？	はい　いいえ
思い当たる吃音の原因がある（具体的に：　　　　　　　　）	はい　いいえ
子どものことばがつっかえていると、責められる感じがする	はい　いいえ
親の前で苦しそうに話した経験は、子どもが将来覚えていると思う	はい　いいえ
子どもが　話し方を気にする（例：「口がうまく動かない」「つっかえる」「もう話せない」「何か喉が蓋をされる」と言う）	はい　いいえ
子どもが　助けを求める（例：「上手に話せない」「医者に診てもらいたい」「お薬ちょうだい」）	はい　いいえ
子どもが　困った表情をする（例：ため息、親の顔を見る）	はい　いいえ
子どもが　つっかえたら、話すのをやめる。話す場面を回避する	はい　いいえ
子どもが　我慢ならない様子（例：どもると、「いつもダメだ」と言ったり、頭を動かす）	はい　いいえ
発音が間違っていたり、不明瞭で聞き返すことが多い	はい　いいえ
この1週間で、一番長い吃音の時間はどのくらいでしたか？	秒
どもるときに、顔に力が入ったり、手足でタイミングを取ったりする	はい　いいえ
子どもと2人でじっくり話す時間がない（きょうだいは本人含めて　　人）	はい　いいえ
子どもをあまりほめない	はい　いいえ
子どもが話したことばを、意識して、復唱やわかりやすいことばで言い換えない	はい　いいえ
子どもがことばにつっかえていると、ゆっくり、落ち着いて、深呼吸してなどのアドバイスをする	はい　いいえ
ことばがなかなか出ないので、言いたいことばを先取りして、言っている	はい　いいえ
ことばがつっかえることを、子どもが友達にからかわれている	はい　いいえ
目の前で子どもの吃音の真似を友だちがしていたら、何と声かけますか？（　　　　　　　　　　）	
「なぜことばがつまる（繰り返す）の？」と、子どもから質問されたら、どう応えますか？（　　　　　　　　　　）	
先生に吃音のことは、どうやって伝えますか？（　　　　　　　　　　）	

・来院しようと思ったきっかけは何ですか？

・吃音（どもり）について知っていること（インターネット、本）、また聞きたいことをお書きください

出典：菊池良和著『吃音のリスクマネジメント』学苑社

資料2

家族の方へ

吃音（どもり）とは

連発・伸発・難発のため、なめらかに話せないことです。2〜4歳ころにことばの発達の途中で5％に発症します。どもるのは、ほとんどが最初のことばです。歌を歌うときや、2人で声を合わせるとどもりません。連発と伸発の吃音だけであれば、苦しくありません。

吃音の進展段階

	吃音症状	心理的な負担
第1層	・お、お、お、おかあさん（連発） ・おーーーかあさん（伸発）	小 ↓ 大
第2層	・……おかあさん（難発） ・顔や首に力が入る、手や足でタイミングを取る（随伴症状）	

吃音が治らなかったら？

吃音には症状の波があります。どんなに吃音が重くなっても、話す意欲を失わなければ、また吃音は軽くなります。成人になると、中学生をピークに、親も気づかない程度の吃音に軽減する人が多いです（右図）。だから吃音以外の支援をしていかなければなりません。吃音があっても、吃音がない人と同様の仕事に就くことができます（例：教師、医師、看護師、警察官、弁護士、公務員、営業職など）。ただ、とっさの一言がでないことは成人になっても残る人が多いので、継続的なサポートが必要です。

吃音は治るの？

男児は3年で6割、女児は3年で8割治癒する（下図）。

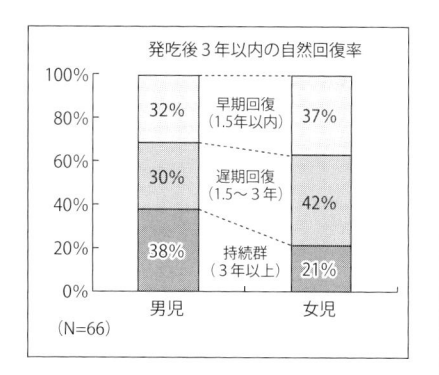

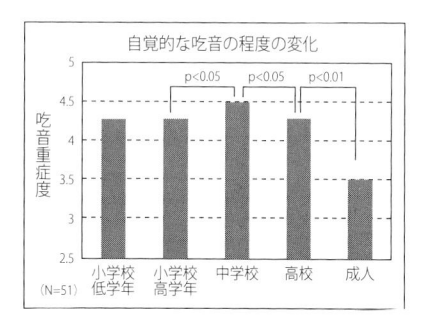

発吃後3年以内の自然回復率

	男児	女児
早期回復（1.5年以内）	32%	37%
遅期回復（1.5〜3年）	30%	42%
持続群（3年以上）	38%	21%

(N=66)

自覚的な吃音の程度の変化 (N=51)

小学校低学年、小学校高学年、中学校、高校、成人における吃音重症度。$p<0.05$, $p<0.05$, $p<0.01$

家族として何ができるのか？

しない	できること
・話し方のアドバイスをしない 　（ゆっくり話して、深呼吸して、落ち着いてなど） ・ことばの先取りをしない 　（待っているよ、の姿勢） ※親の9割は話し方のアドバイスをしており、その3割はことばの先取りや言い直しをしている	・邪魔されない発話場面を確保する 　（1日5分、難しければことばを拾う） ・聞き上手になる 　（間を取る、交代交代に話す、おうむ返しなど） ・子どもが「ほめられている」と実感する回数を増やす。（お手伝い、「ありがとう」のことばなど）

これから起きること

本人からの吃音の質問	吃音のからかい
「なぜことばがつっかえるの？」→背景に友達の同様な質問 「うまく話せない」→必要あれば、専門家に相談 「なぜ病院に行くの？」→「吃音があるから」と伝えてもいい 吃音の本を手に届く所に置いておく	大人の助けが一番必要 自分でも言い返せるといい 「あなたは悪くない」と伝えよう

出典：菊池良和著『吃音のリスクマネジメント』学苑社

資料 3

幼稚園・保育園の先生へ

吃音症（どもり）について

　吃音（きつおん）は2〜4歳に5％（20人に1人）の割合で発症しますが、約4割の子が3歳児健診以降に発症します。そのため、幼稚園・保育園の先生が相談される機会は多いでしょう。発症後4年で、74％の子が自然回復しますが、吃音の家族歴がある子、男の子は回復する確率は減ります。親の育児方法や園の接し方が発症の原因ではありません。吃音は言語の発達過程で生じてしまうものであり、世界中同じ割合で発症しているのです。新学年、新学期には吃音の症状が一旦増えますが、時間とともに軽減することが多いです。幼稚園・保育園の先生に一番してほしいことは、子どもたちへの吃音の説明や、吃音の真似をしている子がいたらやめさせてほしいことです。歌や2人で声を合わせると、どんな子でも吃音は消失します。

吃音の進展段階

	吃音症状	心理的な負担
第1層	・お、お、お、おかあさん（連発） ・おーーーかあさん（伸発）	小 ↓ 大
第2層	・・・・・おかあさん（難発） ・顔や首に力が入る、手や足でタイミングを取る（随伴症状）	

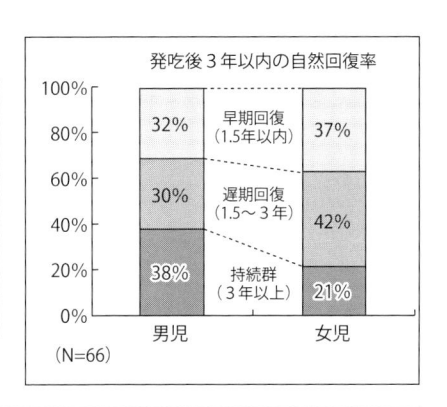

発吃後3年以内の自然回復率

	男児	女児
早期回復（1.5年以内）	32%	37%
遅期回復（1.5〜3年）	30%	42%
持続群（3年以上）	38%	21%

（N=66）

先生ができること	①吃音のからかいをやめさせる（少しの真似でも、傷つく）。クラスで吃音のからかいがあったら報告させる。 ②話すのに時間がかかっても待つ。 ③話し方のアドバイスをしない（ゆっくり、深呼吸して、落ち着いて、など）→効果がなく、逆にプレッシャーになる。 ④2人で声を合わせて話すと、吃音が消失することを知っておく。

吃音の説明ロールプレイ
先生「○○くんは、ことばを繰り返したり、
　　　つまったりすることがあるけど、それを
　　　真似したり、からかわないように。
　　　もし真似する人がいたら、先生まで教えてね」
幼児「なんで真似してはいけないのですか？」
先生「わざとしているわけではないから」
幼児「うん」とうなづく（先生はほめる）

先生の一言が非常に効果があり、子どもは助かります。

出典：菊池良和著『吃音のリスクマネジメント』学苑社

資料 4

学校の先生へ

吃音症（どもり）について

　吃音（きつおん）は、しゃべることばに連発（ぼ、ぼ、ぼ、ぼくは）、伸発（ぼーーーくは）、難発（……ぼくは）などが起きて、滑らかに発話できないことを指し、100人に1人は吃音があります。2011年に吃音のあるイギリスの王ジョージ6世の映画『英国王のスピーチ』がアカデミー賞を受賞したことで有名になりました。

　吃音は、言語発達の盛んな2〜4歳ころに発症するもので、原因はまだ特定されていません。吃音の治療法はまだ確立されていませんが、吃音によるいじめなどがなければ、年齢を重ねるにつれ、自然と軽減していくものです。精神的な弱さが吃音の原因と誤解されることがありますが、先生が精神的に強くしようとしても治すことはできません。吃音は最初のことばで発生することがほとんどであり、2人以上で声を合わせる（斉読）ことや歌では、吃音は消失します。

	連発 （最初のことばを 繰り返す）	難発 （最初のことばが出るのに時間かかる）
苦手な場面	本読み、発表、劇、健康観察、 日直、号令、自己紹介	
得意な場面	友達との会話、得意な話をするとき	
困ること	真似される、吃音を指摘される、笑われる	「早く言いなさい」とせかされる 答え・漢字がわからない誤解される 一生懸命話そうとするが声がでない
先生ができること	①吃音のからかいをやめさせる（少しの真似でも、傷つく）。 　クラスで吃音のからかいがあったら報告させる。 ②話すのに時間がかかっても待つ。 ③話し方のアドバイスをしない（ゆっくり、深呼吸して、落ち着いて、など）→効果がなく、逆にプレッシャーになる。 ④本読み、号令などの対応を本人と話す。	

吃音の説明ロールプレイ
先生「○○くんは、ことばを繰り返したり、
　　　つまったりすることがあるけど、それを
　　　真似したり、からかわないように。
　　　もし真似する人がいたら、先生まで教えてね」
児童「なんで真似してはいけないのですか？」
先生「わざとしているわけではないから」
児童「わかりました」

先生の一言が非常に効果があり、子どもは助かります。

出典：菊池良和著『吃音のリスクマネジメント』学苑社

資料 5

学校の先生へ（中高校生用）

吃音症（どもり）について

　吃音（きつおん）は、言語発達の盛んな 2 〜 4 歳頃に人口の 5 ％に発症するありふれた言語障害ですが、思春期・成人になっても人口の 1 ％（100名中に 1 名）に存在しています。吃音は、2011年に吃音のあるイギリスの王ジョージ 6 世の映画『英国王のスピーチ』がアカデミー賞を受賞したことで有名になりました。

　一番知ってほしいのは、吃音のある生徒は、常にどもっている訳ではないことです。普段の会話ではどもっていなくても、授業中に本読みや発表で当てられて、すぐ声が出なかったり、声が小さくて怒られる経験が多いのが、思春期の吃音の特徴です。

　言語障害ですので、特定のことばが言えないことがあるために、本読みのある科目（国語、英語、社会など）に苦手意識をもつ生徒がいます。特に、中学 2 年生、高校 2 年生での不登校に陥るケースがありますので、面談の際には、「小中高での友達からのからかい・いじめ、先生から授業中に誤解を受けたことはないですか？」と聞いてあげていただけると幸いです。

	連発 （最初のことばを繰り返す）	難発 （最初のことばが出るのに時間がかかる）
苦手な場面	自己紹介、本読み、発表、号令、日直	
得意な場面	得意な話をする、2 人以上で声を合わせる（斉読）、歌を歌う	
困ること	真似される、笑われる 「なんでそんな話し方なの？」 と聞かれる	「早く言いなさい」とせかされる 答え・漢字がわからない誤解される 一生懸命話そうとするが声がでない
先生ができること	①話すのに時間がかかっても待つ。 ②吃音のからかいをやめさせる（少しの真似でも、傷つく） ③話し方のアドバイスをしない（ゆっくり、深呼吸して、落ち着いて、など）→ 　効果がなく、逆にプレッシャーになる。 ④本読み、号令などの対応を本人と話す。	

「どもること＝悪い」が引き起こす悪循環

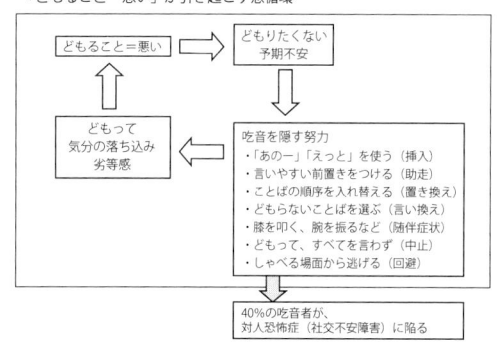

どもること＝悪い → どもりたくない 予期不安 → 吃音を隠す努力
・「あのー」「えっと」を使う（挿入）
・言いやすい前置きをつける（助走）
・ことばの順序を入れ替える（置き換え）
・どもらないことばを選ぶ（言い換え）
・膝を叩く、腕を振るなど（随伴症状）
・どもって、すべてを言わず（中止）
・しゃべる場面から逃げる（回避）
→ 40％の吃音者が、対人恐怖症（社交不安障害）に陥る
← どもって 気分の落ち込み 劣等感

英検の面接試験
"吃音症"が、障がい者特別措置の対象となりました
（受験申込時に、特別措置申込書の提出もお願いします）

文責：九州大学病院 耳鼻咽喉科　菊池良和

資料6

年　　月　　日

吃音のリスクマネジメント例（家族編）

氏名：＿＿＿＿＿＿＿＿＿＿＿＿

1．吃音のからかい・いじめとは何を指しますか？

2．友達が、子どもの吃音の真似をしていたら、どうしますか？

3．「なんで○○くんは同じことばを繰り返すの？」と子どもの友達から聞かれたら、どう答えますか？

4．先生に吃音のことを伝えるとき、どのような方法が効果的だと思いますか？

5．吃音のある子につい言ってしまう声掛けは何だと思いますか？

6．どもっている子の話の聞き方で、心掛けていることは何ですか？

出典：菊池良和著『吃音のリスクマネジメント』学苑社

資料 7

吃音の外来初診の方へ

・問診を効率よくするために、吃音が始まって色々なことがあったかとは思いますが、どのような出来事があったか、記載していただけると嬉しいです（ショックだったこと、人に言われたこと、困ったこと、後悔していること、など）。記載したものを持参している方は、空欄で構いません。

文責：九州大学病院耳鼻咽喉・頭頸部外科　菊池良和

原病院リハビリテーション部　言語聴覚士
④ 仲野里香の方法

年長

設備
- ST室（8㎡）
- 成人の臨床も行なう部屋。プレイセラピーなどの設備はない。

教材
- パクパク君（自作）
- ひらがなマグネット（自作）
- 大小語連鎖（大小ポスト＋30パターン大小語）（自作）
- 3語連鎖（30パターン）（自作）
- 命令ゲーム（自作）
- 系列画（自作）
- しりとりぐるぐるカード（オノ・グラフィックス）
- 反対ことばカード（ギンポー）
- （『あそびっくす！まなびっくす！』（かもがわ出版）
- こどもせいかつかるた（福岡県言語聴覚士会）

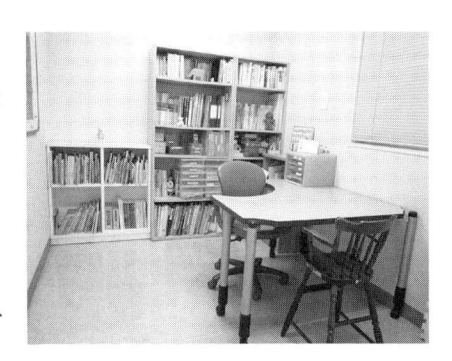

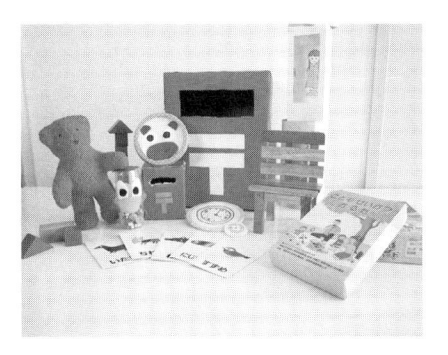

私の方針

　吃音臨床に限らず、初回面接のときには必ず何かしら「おみやげ」を持って帰ってもらいます。たとえば「か」が「た」になる構音障害の場合であれば単音節で「か」が言えるようになることですし、吃音の場合は、「流暢に言えた」体験です。「勝負！」の気合いで臨みます。トライアルセラピーで、その子にどんな方法が適しているかを探ることから始めます。

　母親との詳しい問診や、吃音についての説明は、その後に行ないます。母親と話す間は、子どもには同じ部屋でお絵かきなどをしながら待っていてもらいます。子どもの前で母親と吃音のことについて話します。子どもが楽に話す様子を見た後なので、母親は、気がかりを明るく話すことができ、それを見た子どもも安心するようです。

　母親と子どもにとって、最初は「行くのが楽しみ」な場所、そのうち「行かなくても平気」な場所にしてもらえることを目指しています。

| ケース | 登園しぶりがある女の子［年長］ |

```
0分          5分                              40分                      60分
[1]ごく簡単    [2]子どもとのセッション           [3]問診と吃音の基礎知識説明/
な問診                                        今後の方針の相談
```

［1］ ごく簡単な問診

　子どもと軽く自由会話をします。［2］のセッションで使う教材は何が向いているか、どの長さのことばから始めるかの目安をつけ、初対面の相手との応答性もみます。

仲野　はじめまして。仲野です。お名前、何ていうのか教えてくれる？
A　「……」（緊張した表情で固まっている）
母親　こんな感じで……。どもるせいか、あんまり話さないんですよ。
仲野　大丈夫です。お家ではおしゃべりは、どうですか。
母親　もともとおしゃべりなんですけど、この頃は、言えなくなるから、怒ったようになって、途中でやめてしまうんですよ。
仲野　（子どもに向かって）　だって、くやしいもんねぇ。
A　（うなづく）

　STに返事をしたい気持ちは伝わってきますが、声を出して返事ができませんでした。話すことを怖がっているように感じました。まずは、短い単語からトライすることにしました。

［2］ 子どもとのセッション

仲野　これ、パクパク君。はじめまして。
A　（ちょっと笑う）
仲野　パクパク君、お昼ごはん食べてないの。食べさせるの、手伝ってくれる？
A　（うなづく）
仲野　（絵カードを見せて）これ、なーんだ？
A　……
仲野　ふうせん？
A　うなづく
仲野　じゃ、いっしょに言うよ？さん、はい
A・仲野　ふうせん（パクパク君に食べさせる）
仲野　こんどは、これ。な〜んだ。
A　・・か・か・・かえる（緊張の高いブロック。渋面）

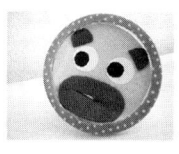

パクパク君

仲野　あ！カエル食べちゃった！
A　（笑う）
仲野　楽しそうだね。ぼくも仲間に入れてくれる？（一音ごとに足を動かしてクマを歩かせながら）
仲野　Aちゃんもやってみる？（ぬいぐるみを渡して、絵カードを呈示）これ、な〜んだ。
A　（クマを歩かせながら）て〜れ〜び（そしてパクパク君に食べさせる）
仲野　やった〜！スラスラだ〜！！　あ、テレビ、食べられちゃった。が〜ん。

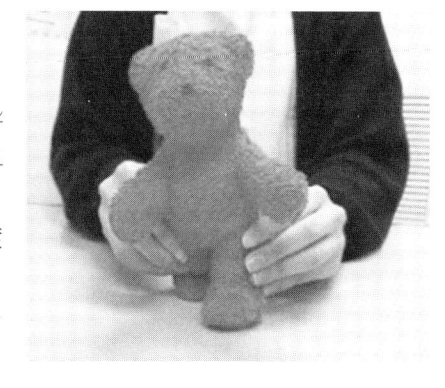

　かなり盛り上がりながら続きます。絵カードは1音節語、2音節語、3音節語……のようにことばの長さ別に分けておき、少ない音節数のことばからだんだん長い音節数のことばに進めていきます。クマを使うとスムーズに言えるため、子どもも母親もびっくりして喜びますが、ずっと使うわけではなく、必ずその日のうちにクマなしで成功しそうなことばを試します。
　一度成功すると、短い単語レベルではどもらずに言えるようになることがほとんどです。

会話を進めるテクニック

　子どもとの世間話は難しいものです。吃音により、話すことで嫌な思いをした子は、初対面の相手には返事をしてくれないことがよくあります。返事をしなかった罪悪感も伝わってきますから、質問を繰り返すことはせずに、まずは目を引く材料を使って、つい話してしまうようにします。いま「言った」ら、次はもっと楽しそう、という期待感で子どもは発話するようになります。そのようにしてこの場で声を出すことに慣れていくと、そのうちに幼稚園や学校で困った経験やからかう子がいないかなど、核心にふれる話も聞けるようになります。

[3] 母親への説明——今後の方針相談

仲野　お家でも、だいたいいまのような感じですか？
母親　いいえ。ここではどもらないので、びっくりしました。
仲野　そうですか。今日は、単語や決まりきったことばだけ言ってもらったから、楽だったのですね。お家では、お母さんに話したいことがたくさんあって、長くことばを話すので、つっかえやすいのだと思います。吃音はことばが長くなったり難しくなったりすると、出やすくなります。
母親　私が怒りすぎているからだと思うのですが。
仲野　ぜんぜん関係ないと思いますよ。お母さんは、Aちゃんに対する話しかけ方もゆっ

くりですし、優しいですよ。Aちゃんがつっかえていたら、お母さんに話したい気持ちがいっぱいなんだなと思ってください。
母親　先生がゆっくりなので、私もゆっくり話してしまいます。
仲野　吃音は、ゆっくり話すと出にくくなり、速く話すと出やすくなる特徴があります。でも、まだ小さい子は、速さのコントロールができないので、こちらがゆっくり話します。そうすると、子どももつられてゆっくりになりますものね。
母親　「ゆっくり言って」と言っているのですけど。
仲野　たとえば、私たちが電話で誰かと話すときに、何度も聞き返されたりすると、ちょっと嫌な気持ちになりますよね。子どもも、「ゆっくり言って」と言われると、構えてしまって余計話しにくくなります。「ゆっくり言って」と言いたくなったら、代わりにお母さんが少しゆっくり話すようにしてみませんか。
母親　自分がゆっくり話すのですね。
仲野　はい。
母親　3歳児健診のときに、話し方を気にさせないように言われました。こんな風に、話し方のことを子どもの前で話していてよいのでしょうか。
仲野　3歳のときは、Aちゃんが吃音に気づかないうちにそのまま症状が消えちゃうかもしれない可能性があるのでそう言われたのだと思います。今は、もうAちゃん自身が困っているので、なるべくオープンにして、困りごとをAちゃんだけの問題じゃなく、私たちみんなの問題にした方がよいように思います。「きつおん」ということばをちゃんと使って、まず、お母さんから、そのことばに慣れるようにしてみましょうか。
母親　「きつおん」と、子どもの前で言ってもいいのですか？
仲野　「きつおん」も「どもった」も「つっかえた」も全部ＯＫです。幼稚園から帰ってきて、「今日、転んじゃった」というみたいに、「今日、つっかえちゃった」と言ってくれるようになります。吃音のことでからかわれたときに教えてくれるので、助けてあげられますよね。

▶ 2回目以降

　2語連鎖、簡単な文章、なぞなぞと徐々に長い発話を促していきました。4回目、LCスケール（学苑社）を施行すると、言語理解・コミュニケーションは年齢相応ですが、言語表出がやや幼く、語想起や文章の組み立てが苦手なことがわかりました。

　その頃には、吃音は、現前場面の説明（かるたなどの絵の説明）はどもらずにできますが、考えながら言う自由会話ではどもる、という状態でした。それ以降は言語表現を伸ばす教材（反対ことば・命令ゲーム・系列画など）を使って練習を行ないました。

保護者の信頼を得るポイント

　吃音の臨床のときは、1時間ずっと、親に対しても、子どもに対しても、軟起声で、発話速度を落として話すようにしています。吃音のあるなしにかかわらず、話す相手が早口でテンポよく話すと、つられて早口になるものですし、逆にゆっくりだとこちらもゆっくり話すようになるものです。吃音は、発話スピードを落とすことで頻度が下がります。子どもは自然に真似をしますし、「先生と話すと吃音がでない」と実感されると、保護者も、ご自宅でセラピストの話し方を真似してくれます。

菊池の視点

　仲野先生の特色は、幼児でも吃音の話題をオープンにし、子どもの心をつかむ直接療法をしていることです。直接療法として、クマのぬいぐるみや、自作のパクパク君を使い、短い単語から話すこと、大人がゆっくり話すことを行ない、たくさんしゃべってもらっています。自作の教材が多いので、参考にしてください。

発話を引き出す教材

> 導入編

●ひらがなマグネット

1音節語絵カードの呼称（「木」や「目」）でも難しかった場合に使用します。無意味語の音読の方が容易な場合がよくあります。

1．無意味語の音読

①1文字の音読を促します。そしてボートにぺったん。

②音節数をだんだん増やしていきます。

50音ボードが埋まる頃には5文字6文字もスラスラ読めるようになっていることが多いです。

マグネットを乱暴に集めると、勝手にくっついてヘビみたいになるのも楽しみです。それを1個ずつはがしながら音読を促します。
すべて埋まったマグネットを戦利品のように壁に立てかけておき、次の呼称課題に繋げます。

①1文字の音読

②1個ずつ増やす

2．1音節語から、呼称

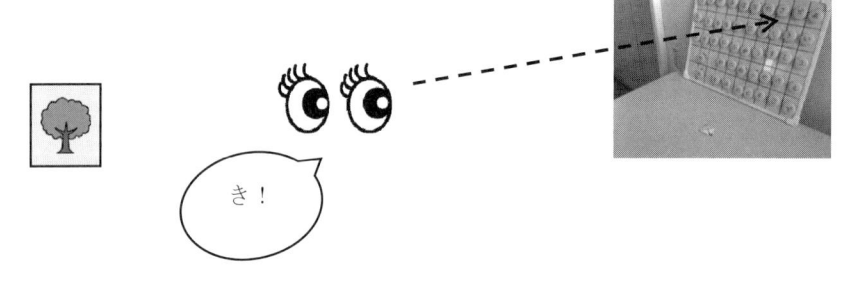

①まず、1音節の単語から、呼称を促します。
　子どもは、ボートを見ながら「き」と、音読します。

②だんだん、ことばの長さを長くしていきます。
　「言える！」と実感した子どもは、ボードを見なくても言えるようになります。

●大小語連鎖

　ことばの発達を促すために普段使っている教材は、吃音の直接訓練にも使えます。引っ込み思案な子も、大道具が出てくると、やる気になります。

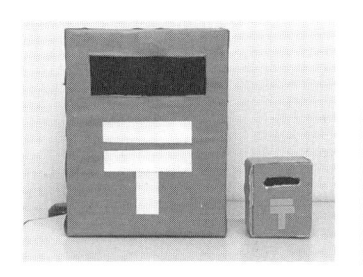

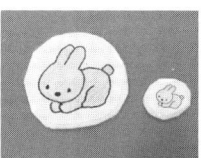

●３語連鎖

　直方体の内側に、主語・述語・目的語の絵を分解して貼ります。一面にだけ窓を開け、窓をずらすようにして、絵を見せて発話を促します。「が」「で」「を」「に」などの助詞の使用が練習できます。言い終えたら、倒れないようにそぉっと積み上げます。見上げるほど高く積み、練習をがんばった達成感も味えます。最後に倒れてしまうところでは、子どもも母親もセラピストも思わず叫び声が！

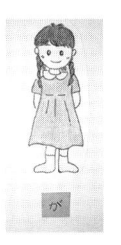

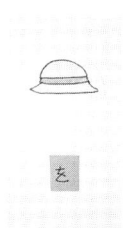

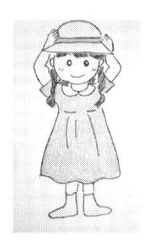

「女の子が」　　「ぼうしを」　　「かぶってる。」

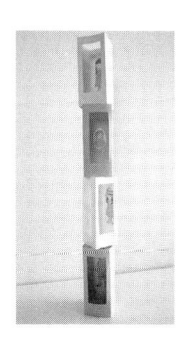

●ことばの神経衰弱（『あそびっくす・まなびっくす！』かもがわ出版）

　競争の要素を取り入れて、練習を行ないます。単語→非可逆文「おかあさんが目玉焼きを作っている」→可逆文「女の子が男の子を追いかけている」というように段階的に難易度を上げていきます。

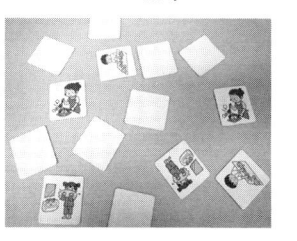

> 応用編

　現前場面の説明ではどもらないけれど、自由会話になるとどもる子には、構造化された発話と自由度の高い発話の中間の課題を行ないます。

●なぞなぞ
　マグネットシートで作った切り抜き絵を裏返して机の上に置きます。まずセラピストがモデル呈示し、交代で行ないます。

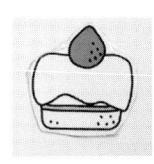

「おたんじょうびに食べるもの。な〜んだ？」

　正答しやすいように、シルエットでヒントを示し、答えたらホワイトボードに貼ってもらいます。苦手意識がある子も、見通しがもてるので取りかかりやすくなります。慣れてきたら、シルエットなしで行ないます。

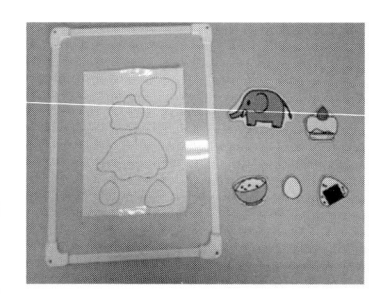

●命令ゲーム①
　「机の上に○○をおいて、机の下に○○をおいてください」と交代で命令します。

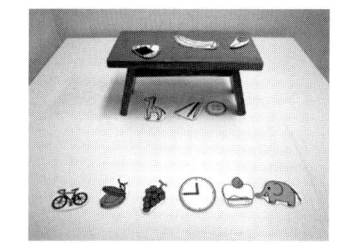

●命令ゲーム②
　衝立を立て「黄色の積み木の上に、緑の長い積み木を置いてください」というように、発話を促します。
　文字カードを使って「まず」「つぎに」などの使用も練習します。

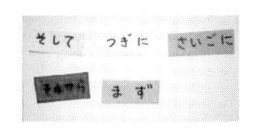

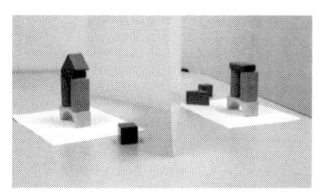

●系列画①
　まず絵カードを並べます。次に文カードを並べかえて音読します。その後、文カードを隠して絵だけを見ながら説明してもらいます。

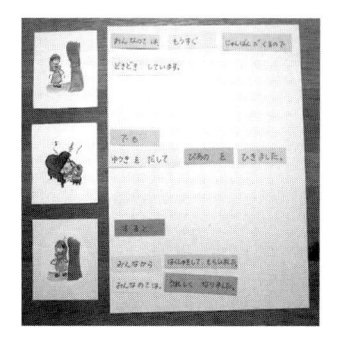

● 系列画②

　説明が上手になったら、上下2つの絵をはずし、想像して自由にお話を作ってもらいます。

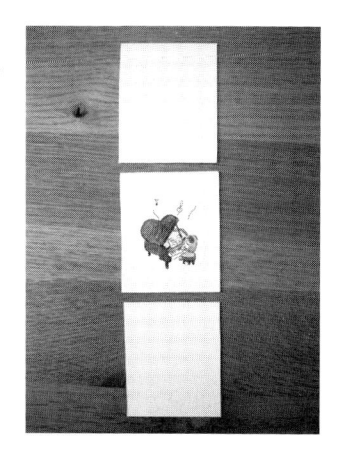

● パクパク君のつくり方

①材料を用意する
アイスのカップ　色画用紙　赤いフェルト
メンディングテープ　木工用ボンド　のり
カッター　マジック

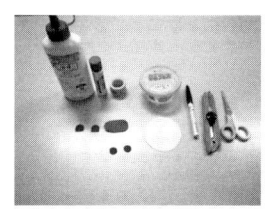

②アイスのふたにマジックで印をつけ、カッターで口の部分の切り込みを入れる。

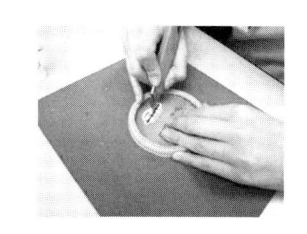

③子どもが指を入れてけがをしないように、メンディングテープで切り口をシールする。

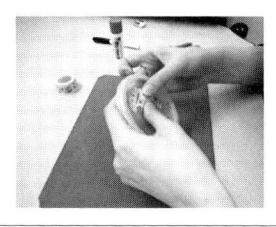

④色画用紙の顔を貼る。

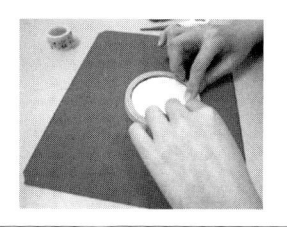

⑤フェルトの中央をハサミで切り、木工用ボンドをつける。

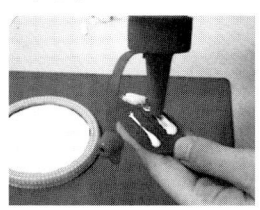

⑥アイスのふたとフェルトの切り口を合わせて貼り、目や耳をつけて、できあがり。

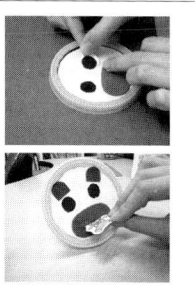

資料

ことばの練習をはじめたお子さんのご家族へ

　お子さんが、ことばを話すときに苦しそうにしていたら、ご家族まで不安になってしまいますね。そんなときは、ただ待っているよりも、具体的に何かしていた方が落ち着くのかもしれません。熱がある時に熱をはかるように、1日の吃音の様子をはかってみましょう。

　つらそうにしていたら、「つらいの？何かできることある？」と声をかけてあげることは自然なことです。吃音を、子どもの前でふれてはいけないタブーにせず、子どもとご家族の共通の話題にします。口に出すことで、もう深刻なことではなくなりますから、万一、真似されたり笑われたときにも教えてくれます。そうすると、助けてあげることができ安心です。

1	全くどもらない。
2	一般の人にはわからない程度のごく軽い吃音。
3	一般の人（近所の店員さん等）がちょっと気付く位。
4	3と5の間
5	ほぼ全ての発話で症状がでるが、会話の流れは途切れず、速く流れる。たまに吃音のない文も含まれる。
6	5と7の間
7	努力的で、もがきがあり、苦しそうに見える。会話が途切れ、内容が伝わりにくい時もある。
8	7と9の間
9	吃音が多すぎて内容が伝わらない。もがき、努力がとてもはげしい。
10	ほとんど話せない位。

＊心配になられたときは、予約日を待たずに、いつでもご連絡ください。

　　　　　　　　　　　　　　　　　　　　　　　恵光会　　原病院
　　　　　　　　　　　　　　　　　　　　　　　言語聴覚士　　仲野里香

参考：リッカムプログラム重症度尺度（一部表現を変更）

年長 5 原由紀の方法

北里大学医療衛生学部　講師　言語聴覚士

設備
・ST室（10㎡）普通の机に高椅子、子ども用の机と椅子。ダイナミックな遊びは難しいが、玩具もあり、小さなプレイルームの役割も果たしている。

教材・準備物
- 吃音検査法（幼児版）・ICレコーダー・デジタルビデオカメラ・問診票・日本版SDQ（Strength and Difficulties Questionnaire）
- 絵画語彙検査・構音検査・WPPSI知能検査・ITPA言語学習力検査などを（子どもの状態に合わせ実施）。
- 単語〜2、3語文…プーさんやティガーのぬいぐるみなど
  　　　　　　　…絵カード（さとう出版）
  　　　　　　　…マグネット絵本
  　　　　　　　…"Ask & Answer"シリーズのカード（Super Duper）
  　　　　　　　　http://www.superduperinc.com/default.aspx
  　　　　　　　　日本での販売は、iwant　http://iwant.shop-pro.jp/
- 状況絵…First Thousand Words（Usbotrne Publishing）
  　　　　…スピーチ・リハビリテーションー2コマ漫画・情景画集編―（インテルナ出版）
- その他…バランスゲーム
  　　　　…描画
  　　　　…折り紙
  　　　　…ままごとセット

私の方針

　初回面接のときに心がけていることは、まずは、子どもと仲良くなること。安心して遊んで、お話ができる相手になります。そして、子どもが、流暢な発話の体験ができるのは、どのような場面か、保護者にわかっていただけるように、自分自身の話し方をコントロールして、探っていきます。保護者には、たくさんの不安な気持ちやご自分を責める気持ちを吐き出していってもらい、明日から元気に前を向けるきっかけになるように心がけています。

ケース ブロックや繰り返しが頻回に出現しているが発話意欲の高い男の子［年長］

0分	15分	40分	60分
[1]診察前問診票	[2]母子観察	[3]面談1	[4]面談2

[1] 診察前問診票

　　初回面接前に、吃音と発達に関する問診票を書いていただきます。受診のきっかけ、現在のことばの様子、発吃の時期とその後の経過、変動のきっかけ、周囲（家族や園の先生、友達）の対応、本人がどの程度自覚していると思うか、保護者の吃音のとらえ方、言語発達や運動発達についても確認しておきます。子どもの好きなことや得意なことも確認しておきます。これにより子どもの様子や保護者の特徴、困り感などをイメージした状態で初回の面談の準備を行なうことができます。SDQは、簡単な25の質問に回答いただくことで、お子さんの強さと困難さについて「行為・多動・情緒・仲間関係・向社会性」の領域に分けてスクリーニングし、子どもの特徴を示す検査です。「情緒」が高い場合などは、吃音の心理的進展が進みやすい可能性があると考え、注意をして経過を追うようにしています。

[2] 両親と子どもの遊び場面の観察

　　「いつもお家で遊んでいるのと同じように遊んでください」。親子が会話しながら遊ぶ様子を少し離れた場所からみていて、お子さんの吃症状とお母様のコミュニケーションスタイルを把握するようにしています。
・ブロック遊びをしながら、会話をしていましたが、内容も発話速度も両親の大人同士の会話のままのペースで、子どもに話していました。母親が遊びをリードしているので、子どもの発話より大人の発話が多い状態でした。

[3] 子どもとの会話（必ず親を同席）

（子どもとのラポール形成）
原　こんにちは　私は原由紀です。お名前を教えてください。
けんた　…○○けんた　（ブロックが出現）
原　○○けんた君っていうのね。けんた君は何歳ですか？
けんた　ゴ・5歳！　（軽い繰り返し出現）
原　5歳なんだ。じゃあ、幼稚園かな？　保育園かな？　（選言質問で回答時の様子をみる）
けんた　保育園！　（吃なし）
原　保育園なんだ。何保育園に行ってるの？

けんた　…○○保育園　（再びブロック出現）
原　ふーん、○○保育園なんだねー
けんた　キョ・きょーーうはいってないよ。ユユゆりこ先生が……（と、自分から話を始めてくれるが、唐突な内容で伝わりにくい。）
原　今日は病院に来てくれたからお休みしたんだね。ゆり子先生と遊ぶんだね。
けんた　…
原　今日、カードを持ってきたの。けんた君、お話とってもたくさんできるから、このカードに何がかいてあるか教えてくれる？
けんた　…

『吃音検査法』（学苑社）の単語呼称に誘導します。

（吃音について尋ねる：自由会話、検査が進みSTに慣れてきたと思った頃）
原　けんた君は、どうして、今日、この病院にきたのかな？
けんた　……
原　お母さんとお話ししてきた？
けんた　……首を横にふる
原　けんた君は、ユユゆりこ先生みたいになることある？
けんた　あっ、ある
原　そういう時、お友達に何か言われることある？
けんた　ない。お友達、たけしくんとね、遊んだよ　（…他の話になっていった）

　　発話意欲は旺盛で、初対面でも物おじせずに話が進んでいきました。吃音の症状がでることはわかっているようですが、それについて指摘された自覚はなく、深く悩むこともない様子でした。ただし、ブロックがでるときには体を前屈させるなどの随伴症状を伴い、吃頻度も高いので、症状はとても目立っていました。

会話を進めるテクニック

　吃音検査法の「質問応答課題」にあるような質問応答を行ないながら、少しずつ内容をふくらませて、自由会話を行なっていきます。子どもの発話内容を、私自身がゆっくりと軟らかい発話で、繰り返して応答するようにしています。子どもの吃音の頻度が高く、緊張性も高い場合、選言質問などを用いて、応答のモデルを事前に示す質問の仕方に変え、反応を確認します。吃音の可変性について推測をしながら、会話を進めています。

［4］両親からの情報聴取と吃音に関する基礎的ガイダンス
（同室内で、子どもは描画やブロックなどで遊ぶ）

　　本日のことばの状態が、家庭での様子と同程度かどうか確認し、事前に記載してもらった問診票に沿って、話を進めます。両親はたくさん質問をしていらっしゃいますので、それにこたえる形で基礎的知識を伝えていくようにしています。以下は一部です。

　母親　私も子どもの頃、どもっていたから……遺伝は関係ありますか？
　原　　遺伝のことがご心配になりますよね。吃音の原因はわかっていません。親子でお顔が似ているように、遺伝がまったく関係ないとはいえませんが、それがすべてではありません。吃音になりやすい要因がいくつか重なって起こってくるといわれています。
　母親　他に何が原因なのですか？
　原　　けんた君は、元気にたくさんお話をしてくださりとてもよいですよね。ただ、たくさん話したいことがあるけれど、まだ大人のように上手にまとまってお話ができるわけではありませんよね。いろいろな物事を順序立てて説明できるには、まだまだ時間がかかります。それに、お口の動かし方も大人と同じようにスムーズにできるのは小学校低学年くらいまでかかるといわれているのですよ。たくさん話したいことがあるのにうまく表現することができない、そのような成長の途中の時期に吃音は起こります。リズムがうまくいかない状態が習慣化してしまっているのかもしれませんね。
　母親　どうしたらよいのですか？
　原　　けんた君が、なるべくスムーズにお話できる機会を増やしていきましょう。

　「どうすると、吃音がでやすくて、どうすればスムーズになりやすいか、ご両親ができることはたくさんあります。小さいお子さんもいて大変でしょうが、これから一緒にやっていきましょうね」……と、まずは、ゆっくり子どもの話を聞く時間を取ることが大切であることから伝え、環境調整の話を具体的に行なっていきました。その際、プリント（61ページ）も渡して、後から思い出してもらえるようにしました。

保護者の信頼を得るポイント

　保護者はとても悩まれて、子どもを連れていらしていることを肝に銘じて、対応します。保護者の対応があまり良くないと感じても、それを正すような言い方にならないように気をつけます。私自身が子どもと会話しているときに、子どもの吃頻度が減ることを見てもらい、そのモデルの意図を感じてもらえるようにして、その後、解説をします。

▶ 2回目以降（両親と）

　初回面接以降の子どもの様子をうかがい、両親が気をつけられたこととその手応えを確認しました。初回と同様、しばらく遊んでもらいその様子も見せてもらいました。その際、許可を得て、ビデオを撮らせてもらいました。保護者は、「ゆっくり」を意識したつもりでいらしても、実際には、発話速度が速かったり、指示が多かったり、遊びの主導権を保護者が握っていたりする様子がみられたので、一緒にビデオを見直したところ、「こんなに速い」と保護者ご自身が驚かれました。私が子どもと会話をして、子どもがスムーズに応答している場面を解説したところ、以前より一層気をつけてSTの真似をするようにしてくださるようになりました。次の回には、「先生のように返答したら、吃音が減った」と感想をおっしゃるようになりました。

▶ 2回目以降（子どもと）

　単語を誘導するような遊びを行ないながら、流暢な発話を誘導しました。
・ゆっくりボールのやりとりをしながら、柔らかく数を数える遊び
・マグネットシートを貼りながら、「こーれーはー？」に応じて答える　　など
　徐々に、発話の流暢性は増加していきました。

まとめ

　発吃後2年以上、就学まで1年となって来院した子どもです。吃音の症状は随伴症状もみられブロックや緊張性をともなう引き伸ばし＋繰り返しなど中等度となっていましたが、発話意欲は旺盛で、心理的進展はしていませんでした。環境調整はことばだけで伝えるのでは不十分でした。「自分が変わったら、子どもも変わった」という手応えをもっていただけると効果がありました。子どもに対しても発話内容を調整しながらゲーム的な課題を進めることで、流暢な発話が促進されたと思います。

菊池の視点

　原先生の特色は、子どもの発話内容をゆっくり柔らかい発声で繰り返しているところです。そして、親子とのかかわりをビデオで撮影し、親の発話速度を下げるフィードバックを行ない、保護者のかかわりを指導しています。

資料

1、急がず、ゆっくり、たびたび間をとり、話しかけましょう。

　お子さんが話し終えたら、少し間を置いて話しましょう。
　「ゆっくり話しなさい」「もう1回ゆっくり話しなさい」という批判や助言より、ご家族みんながゆっくりリラックスして話す方が効果的です。

2、質問の数を減らしましょう。

　難しい質問に応えようとすると非流暢になりやすいものです。
　大人の質問にこたえさせるより、お子さんが自分の考えを表現するほうが、ずっと自由に話せます。質問するのでなく、お子さんがいったことに耳を傾け、コメントをしてあげましょう。

3、毎日決まった時間に、お子さんだけに注目し、関わる時間を持ちましょう。

　20分で結構です。この時間は、お子さんにやりたいことを選ばせましょう。話すか話さないかもお子さんに任せましょう。この特別な時間は、ゆったりと静かにリラックスして、ポーズをたっぷりいれた話し方をしましょう。この静かな穏やかな時間は、お子さんの自信を築きます。親御さんも仲間になることを楽しんでいることを伝えると、大きくなるにつれ、自分の感情や経験について親御さんと気持ち良く話すことを感じるようになります。

4、家族全員が聴く・話す、の順番を学びましょう。

　言葉をさえぎられること、競って話そうとすることは、非流暢になりやすいです。
　家族全員で流暢に話しやすい環境を整えましょう。

5、「話を聴いているよ」「時間は十分にあるよ」というメッセージを伝えましょう

　アイコンタクトなどのことば以外の手段も用いて伝えましょう。お子さんのことばを繰り返すことで、「聴いてもらえている・理解されている」ことが感じられ、話すことが楽しくなります。特に吃っている時、ことばを遮ることなく、ゆったりと（眉間に皺を寄せたりせず）、ちゃんと聴いていることを示す方が、話しやすくなります。話し方ではなく、話の内容に耳を傾けましょう。

6、あなた自身の、お子さんとのコミュニケーションの様子を観察しましょう。

　難しい語彙や、言い回し、長い文で話しかけていませんか。
　お子さんの目の前の話題、「今、ここで」の話の内容にしましょう。

7、お子さんをあるがままに受け容れていることを伝えましょう。

　ゆっくりしたリラックスした話しかけをして、お子さんが、話し手としての自信を築くように援助することは、お話しのスムーズさを増し、吃音を減らします。
　しかし、最も大切なのは、「吃ろうと、吃るまいと、あなたが大好きで、いつも大切に思っているよ」　というご家族の姿勢です。

The child who stutters to the pediatrician,
Stuttering foundation of America No23　改訳

年長

福岡教育大学特別支援教育講座　教授　言語聴覚士
6 見上昌睦の方法

設備
・教育総合研究所附属特別支援教育センター遊戯治療訓練室（縦8.0m×横10.84m＝86.72㎡）
・プレイセラピーなどの設備が整っている。中央で仕切って2部屋（保護者面接用［A室］とプレイセラピー用［B室］）として使用。

教材
・カメの玩具
・ことばのテストえほん（日本文化科学社）
・インリアル・アプローチの言語心理学的技法（71ページ）
・保護者・学級担任向けの資料（吃音に関する基礎知識、配慮・支援法）(72ページ)
・家庭における1週間ごとの記録紙（73ページ）
・吃音重症度評定尺度（74ページ）

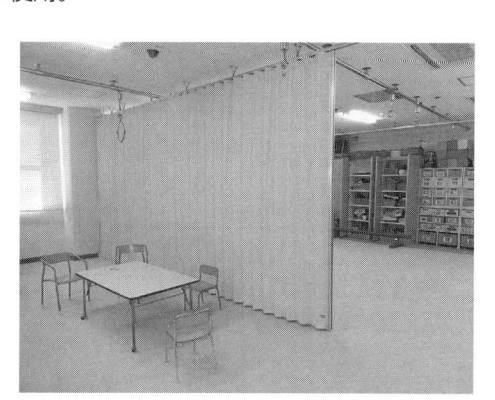

私の方針

　初回面接では、挨拶の後、同室内で子どもと保護者が分かれ、子どもには言語障害児教育を専攻する学生指導者との自由遊び（児童中心遊戯療法に基づいて）、保護者には私が問診を含めて面接を行なっています。きょうだい児も同伴した場合、対象児との自由遊びに入ってもらいます。

　子どもには「楽に話せた」という経験をしてもらうようにしています。幼児でも吃音が進展し発語困難の意識のある子どもには、遊戯的要素をとり入れ、カメなどの玩具を動かしながらゆっくり、柔らかく発話する経験をしてもらっています。斉唱・斉読、模倣・復唱により楽な話し方の要領をつかんだ後は、苦手な語音に焦点を当てて流暢性を促すための発話指導を行なうようにしています。特定のことばが言えないために学校や幼稚園・保育所に行きたくないという子どももいます。吃音が生起しやすい力の入った話し方からもっと楽な話し方を再学習する機会となること、初回面接前の重い症状が少しでも軽減すればと思っています。

　保護者や吃音の意識の高い子どもには私自身の吃音の経験も伝えるようにしています。「吃音は悪いこと、劣ることではない」「吃音があってもいい」と考え方を修正していただくためのきっかけになればと思っています。

ケース 登園をしぶる様子がみられた男の子［年長］

```
         0分           30分           60分                              90分
子ども    [1]自由遊び         [3]吃音検査         [4]自由遊び          [6]終わりの
                            ～スピーチセラピー                           ことば
保護者    [2]保護者面接～                    [5]子どもの吃音の状態、指導法
         簡単な問診、助言                    の解説、環境調整のための助言
```

[1] 自由遊び（前半）

　自己紹介（「○○君ですね」と担当者から子どもの名前で呼びかけるようにしています）の後で、子どもには自由遊び（間接法であるプレイセラピー［児童中心遊戯療法］）、保護者には面接（問診を含む）、と別々に対応しています。子どもが保護者と離れづらいようであれば、しばらく保護者も自由遊びに入ってもらったり、遊びの様子を近くで見ていてもらうようにしています。両親、または祖父母なども一緒に来所した場合で、子どもが保護者と離れづらいときには、母親（両親）には面接、父親（祖父母）には自由遊びの部屋に入ってもらっています。

　自由遊びは、学生指導者が担当しています。遊びを好まない子どもや年齢の高い子どもは、学生と会話をしてもらいます。きょうだい児が同伴して来所した場合、一緒に自由遊びに入ってもらいます。

　<u>自由遊びでは、子ども主導で、指導者はインリアル・アプローチの言語心理学的技法（竹田・里見，1994；Langlois & Long, 1988）（71ページ）もふまえ、反応的にかかわるようにしています。</u>最初に、「この部屋にはいろんなオモチャがあるんだけど、自由に使ってお姉（兄）さん先生（学生指導者）と遊びましょう」と呼びかけ、最初に遊具や玩具などの紹介をします。遊びを好まない子どもや年齢の高い子どもには、「お姉（兄）さん先生とお話をしましょう」と呼びかけます。<u>指導者は子どもに比べて、自身の話す速度を落とし、ゆっくり、穏やかな話し方をするよう留意します。</u>

見上　A君、こんにちは。私は見上と言います。
A　（小さな声で）こんにちは。
学生　こんにちは。Cと言います。
見上　<u>最初に、お姉さん先生と一緒に遊んでもらいたいのですが、いいですか。</u>
A　はい。
見上　この部屋にはオモチャがたくさんあります。好きなオモチャで遊んでください。
A　はい。
見上　<u>（A君、母親を見て）お母さんは私とお話をしますが、いいですか。</u>
A　はい。
母親　わかりました。
学生　A君、遊ぼう。（室内に配備されている玩具の紹介をする）
A　（ブロックを指さして）ブ・ブ・ブロックをしようかな。
学生　（ゆっくり、穏やかに）ブロックをしようか～。

児童中心遊戯療法やインリアル・アプローチをふまえ、子ども主導で遊びを展開していきます。

［2］ 保護者面接（前半）

　最初に現在（最近）の吃音の状態について聴取しています。「お子さんの吃音（ことばのつっかえ）はいかがですか（症状や変動性も含めて）」などと切り出すようにしています。

質問事項（例）：（吃音は）「どんなときにでやすいですか」「どんなことばででやすいですか」「お子さんは自身の吃音を意識していますか」など。
母親（概要）：年長に進級してから吃音が目立つようになりました。朝の挨拶で「おはようございます」のオや「ありがとう」のアがでにくいんです。自分でも意識しています。友達にことばのつっかえのことを言われることもあるようです。最近、朝、幼稚園に行きたくないと言うことが多いです。

　次に、発吃年齢とその前後の様子（環境）に引き続き、初語、二語文の初出年齢など（まずは大まかに聴取し、初回面接終了後に母子手帳などでの確認を求める）の生育歴、吃音以外に気になること、などについて聴取しています。

質問事項（例）：「吃音は何歳頃始まりましたか」「吃音が出始めたときの話し方の様子はいかがでしたか」「吃音が出始めたときの生活環境はいかがでしたか」「幼稚園入園・進級などに伴って、吃音は変化しましたか」「初めてのことばはいつでしたか」「二語文で言えるようになったのはいつでしたか」「吃音以外に気になることはありますか」「発達は順調ですか」など。
母親（概要）：3歳を過ぎてから吃音が出始めました。幼稚園に入園して初めての運動会の練習が始まった頃です。ことばの出だしで繰り返していました。初めてのことばは1歳くらいです。二語文で言えるようになったのは1歳6ヵ月頃でした。吃音以外に気になることはいまのところありません。発達は順調だと思います。

　その後、「ご家族に吃音のあるかたはいますか」と聴くようにしています。就学前児の場合、治療の可能性や予後について推測する1つの因子となります（たとえば、男の子より女の子、吃音の家族歴のある子どもより吃音の家族歴がない子ども、言語発達に遅れのある子どもより言語発達が順調な子ども、のほうが吃音は治癒しやすい）。「やっぱり遺伝の要因は大きいんですか」と聴かれることは多いです。「吃音の発症には複数の要因が関与していると考えられています。現在、心理面や育て方などの環境面よりも、遺伝的要因などの体質面は大きいと言われています」と伝えるようにしています。
　「親の育て方がよくないということで、吃音は発症しません。ただし、発症後は吃音の進展に影響することが多いので、ゆったりとしたかかわり方や、吃音の増加に関係していると思われることで調整可能なものについては配慮していただきます」と答えるようにしています。さらに、「私

にはそこそこ重い吃音がありますが、家族や親戚に吃音のある人はいませんでした。しかし、甥に吃音がでました。このことから、私の家族の場合たまたまでていなかっただけで、吃音になる要素はもっていたと考えています」と伝えるようにしています。

面接中に、隣室の自由遊びでの子どもの話し声が聞こえてきます。母親が「今日は吃音が少ないようです。学生さんがゆっくり話されています。ゆったりと対応されているようですね」と言います。その時に「ゆっくり話しかけたり、子どもさんのペースでゆったりとかかわるだけでも話しやすくなることは多いようです」と答えるようにしています。

保護者面接が一段落した後で、「では、A君のお話の様子をみたいと思いますので、こちらの部屋で話してもらおうと思います。最初に吃音の検査をしてから、楽な話し方を紹介したいと思います」と母親に伝え、子どもをA室に呼びます。

［3］子どもへの吃音検査、スピーチセラピー

最初に、吃音検査（『吃音検査法』［学苑社］）を実施します（所要時間は15〜20分程度）。吃音検査とスピーチセラピーの場面については、子どもと保護者に個人情報の保護と今後の指導・支援に生かしていくためであるということを伝え、承諾をとった上で、録画記録をさせてもらっています（吃音検査については分析し、指導場面についても適宜見直し、第2回以降の来所時の指導に生かしていきます）。

その後、吃音検査での発話の状態をふまえて、スピーチセラピー（直接的言語指導）を行ないます。

1）吃音検査
見上　いまから絵の名前を言ってもらったり、少しお話をしてもらいます。いいですか。
A　はい。

吃音検査を実施します。検査中、子どもの吃音の状態（吃音が生起しやすい語音、課題、工夫・回避の様子など）を観察し、スピーチセラピーに生かすようにします。

2）スピーチセラピー（柔らかな起声・声で、ゆっくりと母音部をひき伸ばした発話）
見上　（カメの玩具［子どもと指導者、1つずつ用意］を見せて）これは、カメさんなんだけど、これからカメさんでお話しするゲームをしましょう。（「ことばのテストえほん」を提示して）私がするのをよく見てください。（玩具をゆっくり動かしながら）り〜ん〜ご〜（約1.5モーラ／秒）。では、私と一緒にやってみましょう。
A・見上　（玩具をゆっくり動かしながら斉唱で）り〜ん〜ご〜。
見上　（拍手して）上手だね〜。
A　笑顔でうなずく。

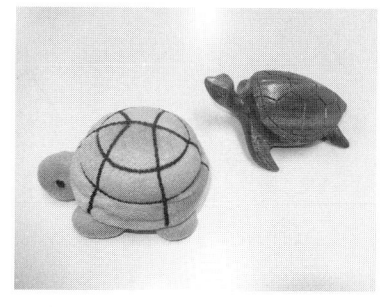

写真左：ブルーナファミリー SS カメ（セキグチ）

〈しばらく斉唱で実施する〉

見上　今度は私の真似をしてやってみましょう。(玩具をゆっくり動かしながら)す〜い〜か〜。

A　(玩具をゆっくり動かしながら)す・す・す〜い〜か〜＊。

　　＊最初は子どもの発話時に、指導者も玩具を動かしながら軽く声をそえる。

見上　す〜い〜か〜(吃音や構音の誤りがあれば適宜インリアル・アプローチのリフレクティング[反応模倣：子どもの吃音や構音の誤りをさり気なく正しく言い直して返す]を用いる)。と〜っても上手だね〜(拍手してほめる)。

〈しばらく復唱で実施する〉

見上　これは何かな。一人でできるかな。

A　(玩具をゆっくり動かしながら)た〜ま〜ご〜。

見上　と〜っても上手だね〜(拍手してほめる)。

〈最初は吃音検査で吃音の生起が少なかった音が語頭にある単語で実施する。その後、吃音生起の高い音が語頭にある単語で実施する〉

A　(玩具を動かしながら)…あ・あ・あ〜ひ〜る。

見上　あ〜ひ〜る〜だね〜。では、真似をしてください。(玩具をを動かしながら)あ〜ひ〜る〜。

A　(玩具を動かしながら)あ〜ひ〜る〜(A君に合わせるように見上も玩具を動かしながら小さめの声で「あ〜ひ〜る〜」と斉唱)。

見上　そうだね〜。

　指導者のモデル発話を斉唱、模倣・復唱させる方法から開始し、方法を習得し流暢性が促されてきたら(流暢発話が続いた場合)、単語呼称など単独で発話させるようにします。単独での発話時に吃音が生起した場合、そのことばを指導者と一緒に斉唱または復唱させ、流暢な発話を経験してもらうようにしています。

3) 質問応答

　質問応答形式で前述の発話法を実施します。指導者はカメの玩具を動かしながらゆっくりと質問し(約2〜3モーラ/秒)、子どもにもカメの玩具を動かしながらゆっくりとした発話で応答を求めます。指導者は、インリアル・アプローチのモニタリング(音声模倣：子どもの声やことばや声をそのまま真似る)やリフレクティングにも留意するようにします。

見上　(玩具を動かしながら)好きなテレビ番組は何ですか。

A　(玩具を動かしながら)ド・ド・ド…(言いかけてやめる、「ドラえもん」と言おうとしたと推測)クレヨンしんちゃん。

見上　(玩具を動かしながら)クレヨンしんちゃんなんだ〜。

4) 吃音頻度や苦手意識の高い発話の指導

　吃音検査時やスピーチセラピーの場面で吃音の生起したことば、発話時に工夫・回避反応がみ

られたことばについて、指導者が前述の発話法でモデルを示し（約2〜3モーラ／秒）、斉唱や模倣・復唱により流暢に話せた経験をしてもらいます。特定のことば（例：自分の名前、挨拶、健康観察の返答、号令、劇の台詞など）が言えないために、登園をしぶるなどの二次的な問題に進展することもあります。このような面も考慮し、私の指導では、吃音頻度や苦手意識の高い発話の指導を初回面接時から実施するようにしています。

見上　私の真似をして言ってみてください。（玩具を動かしながら）お〜は〜よぉ〜ご〜ざ〜い〜ま〜す。
A　（玩具を動かしながら）お〜は〜よぉ──ご〜ざ〜い〜ま〜す（A君に合わせるように見上も玩具を動かしながら小さめの声で「お〜は〜よぉ──ご〜ざ〜い〜ま〜す」と斉唱）。
見上　そうだね〜。（玩具を動かしながら）あ〜り〜が〜とぉ──ご〜ざ〜い〜ま〜す。
A　（玩具を動かしながら）あ〜り〜が〜とぉ──ご〜ざ〜い〜ま〜す。
見上　（玩具を動かしながら）ド〜ラ〜え〜も〜ん。
A　（玩具を動かしながら）ド〜ラ〜え〜も〜ん。
見上　そうだね〜。上手だね〜。

会話を進めるテクニック

穏やかにゆっくりと話しかけ、ゆったりと対応するようにしています。子どもの吃音症状、吃音が生起しやすい語音、工夫・回避反応には注意を払い、スピーチ・セラピーに生かすようにしています。スピーチ・セラピーの後では、子どもがより多くのことを話してくれやすいです。子どもの居住地域の情報・イベントなどもチェックしておくと話も弾みやすいです。

［4］自由遊び（後半）

スピーチセラピー終了後は、再び子どもと保護者が分かれて、子どもには学生指導者との自由遊びを、保護者には筆者との面談を再開します。
自由遊びについては、前半と同様に実施します。自由遊び（後半）時の発話（流暢性を促すためのコントロールをしていない自然な発話）や吃音の状態については、前半の自由遊び、吃音検査、およびスピーチセラピー時と比較します。

［5］保護者面接（後半）

保護者面接では、吃音検査をふまえての子どもの吃音の状態の報告や実施したスピーチセラピーの解説、環境調整（家庭、学校・園など）への助言（若葉［2000a］、資料1（71ページ）

の見上［2008］などをふまえて）に重きを置きます。

　環境調整では、「生活環境」と「言語環境」の調整をします。生活環境の調整では、吃音症状の増加に影響していると考えられるもの（ストレス、疲労、人間関係など）を把握するようにし、調整可能なものについては調整してもらいます。家庭全体の雰囲気が和やかかつ許容的であり、親子関係において子どもが心理的に受容され、安定できるような温かい環境の中にいるかということにも留意します。また、生活のテンポもゆっくりめで、慌ててせかせかと追われるような気持ちにならないよう留意してもらいます。

　言語（コミュニケーション）環境の調整では、保護者や担任教師などの身近な人の吃音児に対することばかけやかかわり方を修正してもらうよう働きかけます（71ページ参照）。

見上　話しかけるときは少しゆっくりめに、穏やかに話すようにするといいです。たとえば、子どもが「オ・オ・オ・オーモチャー」と言ったら、「オモチャだね〜」と返します。早口でせかせかと話しかけると、吃音はでやすくなります。

　保護者（主に母親）が1対1で子どもと向き合って遊びや会話などをする時間をつくってほしいと伝えています。1日のうち余裕をもってかかわることのできる10分から20分程度（Stuttering Foundation of America, 1994）でもかまいません。その時間には、保護者はややゆっくり話すようにし、ゆったりかかわってもらうよう伝えます。

　学級担任には、保護者を通して、吃音に関する基礎知識に加え、資料2（72ページ）の配慮・支援事項などを伝えてもらうようにしています。

　最後に、本学における指導を継続するか、環境調整に留意しながら家庭で様子をみることにするかについて話し合います。

保護者の信頼を得るポイント

　保護者の疑問に答えたり、吃音に関する情報（例：書籍、セルフヘルプグループ、地域の他の相談機関の紹介など）の提供、何より初回面接を通しての子どもの変化をみて保護者は安心されます。私がこれまで担当した同年代の子どもの様子や私自身の子どもと同時期の吃音経験を伝えることでも安心されます。

［6］ 終了前の子どもへのことばかけ

　今日は終了であるということと、教材（カメの玩具）は持ち帰り、時間に余裕のあるときに保護者と一緒に、または1人で楽な話し方（「カメさんのお話」）を行なうよう伝えます。

▶ 2回目以降

　1ヵ月程度後に2回目の指導を行なっています。指導時間は全体で60分程度です。カメの玩具を使わなくても楽に話せるよう、話すスピードも普通よりやや遅めの速さに近づけていきます。幼児でも仮名文字の音読が可能であれば、音読による指導もとり入れてい

くようにしています。

　吃音の意識の高い子どもへは、スピーチセラピー時の自由会話の中にカウンセリング的対応も含めます。子どもに吃音や発話の状態（例：「ことばの調子はどうですか」「言いにくいことばはありますか」）、困っていること（「困っていることはありますか」）などを問うようにします。

　初回面接の後で、保護者にTK式幼児発達検査、新版S-M社会生活能力検査、TK式幼児・児童性格診断検査、TK式診断的新親子関係検査（両親用）への記入をしてもらいます。さらに、保護者に1週間ごとの（当該の1週間で総合的にみた）家庭における吃音症状・吃音重症度、母子・父子・同朋・友人関係、日常生活や学校での状況などの子どもの状態に関する質問紙（若葉，1999）（資料3［73ページ］）への記載を求め、次回持参してもらうようにしています。

　なお、家庭場面における吃音症状・吃音重症度の記載にあたっては、吃音重症度評定尺度（資料4［74ページ］）の参照を求めています。アイオワ式吃音重症度評定尺度と言われ、吃音頻度（吃音生起語数／総語数×100）や持続時間、非流暢性のパターン、随伴症状など、発話の全体的な印象に基づいて、0（吃音がない）から7（非常に重度）までの8段階で評定します。評定に際し、保護者が家庭で撮影した対象児の発話の録画記録を参照することもあります。

　2回目以降については、見上（2004，2012）などを参照してください。

まとめ

　5歳の男の子に対して、遊戯的要素をとり入れ、カメの玩具を動かしながらゆっくり、柔らかく発話するという指導を行ないました。斉唱・復唱により楽な話し方の要領をつかんだ後は、苦手なことばに焦点を当てて流暢性を促すための発話指導を行ないました。保護者と学級担任には、環境調整のための具体的な助言を行ないました。

　A君は苦手としていたアやオで始まることばが日常生活場面でも言いやすくなりました。登園をしぶることはなくなりました。

文献

見上昌睦（2004）吃音の進展した学童に対する言語指導の試み．盛由紀子・小澤恵美（編）シリーズ言語臨床事例集第9巻吃音．学苑社，87-103．

見上昌睦（2008）吃音児に対する通常の学級の教師、保育所の保育士による配慮および支援．コミュニケーション障害学，25，156-163．

見上昌睦（2012）吃音を伴う構音障害児の評価と指導．加藤正子・竹下圭子・大伴潔（編）特別支援教育における構音障害のある子どもの理解と支援．学苑社，223-246．

Langlois, A., & Long, S. H.（1988）A model for teaching parents to facilitate fluent speech. Journal of Fluency Disorders, 13, 163-172.

Stuttering Foundation of America（1994）Stuttering and Your Child: Help for Families (Video).（長澤泰子（日本語訳総監修）(2007) 吃音と子どもたちVOL.2家族に知ってほしいこと．医学映像教育センター．）

竹田契一・里見恵子（1994）インリアル・アプローチ．日本文化科学社．

若葉陽子（1999）早発性吃音の治癒過程に関する研究．名古屋大学博士論文．

若葉陽子（2000a）環境調整法．都筑澄夫（編）吃音．建帛社，38-44．

若葉陽子（2000b）遊戯療法．都筑澄夫（編）吃音．建帛社，45-52．

菊池の視点

見上先生の特色は、年長児でも理解しやすいようにカメのおもちゃを使用して、スピーチセラピーを行なっているところです。プレイルームでの活動も、インリアル・アプローチの言語心理学的技法（71ページ）に基づいてアプローチをされており、参考になると思います。

資料 1

インリアル・アプローチの言語心理学的技法（竹田・里見，1994；Langlois & Long，1988）

① ミラリング（行動模倣）…子どもの行動・動作をそのまま真似る
　〈例〉子どもが手を挙げたら、おとなも同じように手を挙げる
② モニタリング（音声模倣）…子どもの声やことばをそのまま真似る
　〈例〉子どもが「あー」と発したら、おとなも同じように「あー」と発する
③ パラレル・トーク（併行話）…子どもの行動や気持ちをかわりにことばに表す
　〈例〉子どもがハンバーグをおいしそうに食べたら、おとなが「ハンバーグ、おいしいね」
　　　と言う
④ セルフ・トーク（独語）…おとなが自分の行動や気持ちを口に出して言う
　〈例〉おとながポテトを食べるときに「先生はポテトを食べます」と言う

　①〜④…発語がない（少ない）子どもに、特に有効
　①②…おとな同士でも日常の円滑なコミュニケーションのために使っている

⑤ リフレクティング（反応模倣）…子どものまちがいをさり気なく正しく言い直して返す
　〈例〉子どもが「ちゅ・ちゅ・ちゅみき」と誤って（吃音を呈して）言っても、おとなは「つ
　　　みきだねー」と、さり気なく、正しい発音でことばを返す
　　（×「ちゅみき」じゃない、「つ、み、き」と言ってみて！）
⑥ エクスパンション（拡充模倣）…ことばの意味や文法をひろげて返す
　〈例〉子どもが「あ、ワンワン」とこわそうに言うと、おとなは「こわいワンワンだね」と
　　　子どもの言語発達より少しひろげてことばを返す
⑦ モデリング（見本）…子どもに新しいことばのモデルを示す
　〈例〉子どもが「おクツ」と言ったとき、「おクツはこうね」と動詞の使い方を示してことば
　　　を返す
⑧ スピーチ・パターンの修正*…おとなは不自然でない程度にゆっくり、柔らかく話す

*Langlois & Long（1988）

資料 2

通常の学級担任の教師、保育所の保育士による配慮・支援事項（見上，2008）

配慮・支援事項	具体的な配慮・支援の内容
担任との人間関係	話をよく聞く（話し方より内容に注意）、遊び相手をする、吃音児の長所などをほめる、吃音児への配慮・支援について特別支援教育コーディネーター、養護教諭、教科担任等との連携をはかる、など
吃音の理解	言語障害の通級による指導担当教師や言語聴覚士、スクールカウンセラーなどとの連携、クラスで吃音や吃音のある子どもの理解を促す（吃音児と相談のうえで実施）、リーフレット（ことばの臨床教育研究会）や書籍（例：菊池良和著『吃音のリスクマネジメント』学苑社）の活用、など
対人関係の調整	「友人ができにくい」「友人関係悪化時」など担任が間をとりもつ、級友などからの「吃音の指摘」「からかい」への対応、など
吃音症状抑制のための配慮・支援	発表・号令・音読等を斉唱・斉読・群読で行なう、ゆっくり穏やかに話しかける、言い終えるまで待つ、スピーチ等の制限時間超過の許容、型にはまった応答（健康観察時の返事など）に柔軟性をもたせる、クラスに「吃音が出てもよい」という雰囲気をつくる、など

資料 3

家庭における1週間ごとの記録紙（若葉，1999）

家庭での記録（　　年　　月　　日(　)～　　年　　月　　日(　)　氏名:＿＿＿＿＿＿
　　　　　　　　　　　　　　　　　　　　＊左欄に○をつけ参考になりそうなことを右欄に書いて下さい．

(1) ことばの様子 　1. つっかえ方 　　音のくり返し　　音のひきのばし　　つまる 　　その他(詳しく　　　　　　　　　　　　　) 　2. つっかえ方の多さ 　　全くなし　　1%以下　　1～2%まで　　2～5%まで 　　5～8%　　8～12%まで　　12～25%まで　　25%以上	※つかえがみられない日があったら書いて下さい．
(2) 気分の状態 　1. 気分が穏やかで満足している． 　2. 気分が落ち着いている． 　3. 気分が沈んでいる． 　4. 気分のむらがある． 　5. 気持ちの表現が激しい．	
(3) 攻撃行動 　1. 非常に多い． 　2. かなり多い． 　3. ある．　　　　　(ことば，行動) 　4. わずかにある． 　5. 全くない．	※どんなことばや動作か書いて下さい．
(4) 友だち遊び 　1. 非常に積極的にやった 　2. かなり多くやった 　3. まあまあやった 　4. わずかにやった 　5. まったくない	※誰とどこで遊びましたか．
(5) きょうだい関係 　1. よくけんかした． 　2. なかよく遊んだ． 　3. きょうだいと触れ合うことはなかった． 　4. その他(　　　　　　　　　　　　　)	
(6) お母さんが心がけたこと 　1. 激しい叱り方はしない． 　2. 話しかけはゆっくりする． 　3. 子どもの話しかけによく応じる． 　4. その他(　　　　　　　　　　　　　)	※工夫したこと・うまくいったことがあれば書いて下さい．
(7) お母さんの遊び相手の仕方 　1. 毎日相手をした(　　　　　時間／1日) 　2. 時々相手をした(　　　　　分／1日) 　3. ほとんど相手をしなかった	※どんな遊びをしましたか．
(8) お父さんの遊び(話し)相手の仕方 　1. 遊びの相手をする(　　　　　　　　　) 　2. 一緒に外出する(　　　　　　　　　　) 　3. 本を読む(　　　　　　　　　　　　　) 　4. 話しかける(　　　　　　　　　　　　)	※うまく相手ができていたかどうか書いて下さい．
(9) 甘える行動はありますか．	
(10) その他(今週の変わった出来事、お子さんにとってよかったこと、反省したこと、困っていること、など)	

資料 4

吃音重症度評定尺度

0．吃音がない。
1．非常に軽度―全体の語の1パーセント未満の割合で吃音が生起する。
　（体の）緊張はほとんどない。非流暢性は概して1秒未満。非流暢性のパターンは単純。身体、腕、脚、頭部の目立った随伴動作はない。
2．軽度―1～2パーセントの語で吃音が生起する。緊張はほとんど認められない。非流暢性が1秒間つづくことはほとんどない。非流暢性のパターンは単純。身体、腕、脚、頭部の目立った随伴動作はない。
3．軽度～中等度―約2～5パーセントの語で吃音が生起する。緊張は認められるが、ひどく人の注意をひくほどではない。ほとんどの非流暢性は1秒以上つづくことはない。非流暢性のパターンは単純。ひと目をひくような随伴動作はない。
4．中等度―約5～8パーセントの語で吃音が生起する。ひと目をひく緊張がたまにある。非流暢性の持続は平均1秒くらい。非流暢性のパターンはときに複雑な音や顔をゆがめる行動を伴う。ひと目をひくような随伴動作がたまにみられる。
5．中等度～重度―約8～12パーセントの語で吃音が生起する。それと気づくほどの緊張が一貫してみられる。非流暢性の持続は平均2秒くらい。ときどき異常な音や顔のゆがめ、ときどきひと目をひくような随伴動作。
6．重度―約12～25パーセントの語で吃音が生起する。緊張が目立つ。非流暢性の持続は平均3～4秒。異常な音や顔のゆがめが目立つ。ひと目をひく随伴動作。
7．非常に重度―25パーセント以上の語で吃音が生起する。非常に顕著な緊張。非流暢性の持続は平均4秒以上。異常な音や顔のゆがめが非常に目立つ。とても顕著な随伴動作。

小1 7 牛久保京子の方法

埼玉県久喜市立栗橋小学校ことばの教室　教諭

設備
- 約25㎡程度の狭いスペース。指導室、事務室を兼ねている。
- プレイルームはない。

教材
- 理解啓発パンフレット
  「うちの子はどもっているの？」「どもる子どもがクラスにいたら」（いずれも、ことばの臨床教育研究会編　NPO法人全国言友会連絡協議会）
  「知っていますか？　吃音」（NPO法人全国言友会連絡協議会）
- 話し合い教材
  「どもってもいいんだよ」「中学生になるきみへ」「すごくすごろく」（すべて、ことばの臨床教育研究会）
  「学習・どもりカルタ」（日本吃音臨床研究会）
- DVD「ただそばにいる」（北川敬一企画制作）
- 吃音理解啓発授業資料（ワークシート・板書資料など［自作］）
- アンゲーム

私の方針

　初回面談は、子どもを取り巻く環境（家庭・学校生活・習い事など）を理解しながら、吃症状とのかかわりについて把握するようにします。

　子どもについては、今の吃症状への意識や状態を語ってもらうことから始めて、学校生活や家庭生活での様子や困り感があれば話し合っていきます。担当者は、現在の様子を話し合っていきながら幼児期の様子を把握したり、子どもが気持ちの奥にしまっていた感情を受けとめたりするようにします。そうすることで、子どもには、吃音のことを話してもいいんだという安心感をもたせ、保護者には、知らなかった子どもの気持ちを理解する手掛かりをつかむことができるようにします。

　保護者については、吃音についてどう感じているのかや「ことばの教室」に望むことを聞きます。詳しい成育歴などについては、後日保護者だけに来室してもらい聞き取ります。

　面談の最後に、「ことばの教室」への通級の意思を子どもと保護者に確認します。必ず、子どもに対して初めに聞き、次に保護者の意思を聞くようにしています。考えに相違が生じた場合には親子で話し合ってもらいます。また、母親だけの付き添いだったり父親だけの付き添いだったりした場合には、来室されていない保護者の意思も確認するようにします。

| ケース | 健康観察でことばが出にくいようだと担任が気づいた男の子 [小1] |

```
                                    0分           30分          45分
[1]就学時ことばのスクリーニングで抽出
  在籍校より市教育委員会へ
  「ことばの教室」通級希望相談依頼カード提出    [2]面談1    [3]面談2    [4]面談3
  市教委確認後、「ことばの教室」に相談依頼
```

[1] 初回面談まで

　「ことばの教室」で行なう初回面談にはいくつかの手順があります。一つは、就学時健康診断の折に実施していることばのスクリーニング検査で気づき、市教育委員会から保護者に連絡を入れ面談をするという手順です。

　ことばのスクリーニング検査は、市内の全小学校で就学時健康診断の際に実施しています。内容は、10の絵が印刷されたカードを見せて、その単語を一人ひとりの子どもに言ってもらうものです。検査担当者は、その構音をチェックしながら、構音の誤りや吃症状や難聴の有無を確認します。検査担当者は各学校に一任しています。

　「ことばの教室」担当者は、毎年、夏季休業中に【「ことばの教室」研修会】を市教育委員会後援のもとに実施しています。研修会には、通級児の担任・保育園・幼稚園・小学校・中学校からの希望者が参加しています。構音障害・吃音・難聴といったそれぞれの障害の内容や困り感や配慮すること、「ことばの教室」で行なっているレッスン内容などを理解してもらうものです。その際に、ことばのスクリーニング検査（85ページ参照）の進め方についても研修します

　もう一つは、スクリーニング検査で気づかれなかったり、入学後担任が気づいたり、スクリーニング検査での相談を拒否したものの学校生活が始まってから困り感が生じたりして、「ことばの教室」への相談希望を出す手順です。特に入学後の相談希望の場合は、担任に児童の様子を書いて提出してもらっています（86ページ参照）。

　市教育委員会が相談児童について確認をすると、相談依頼カードが「ことばの教室」へ転送されてきます。その後、「ことばの教室」担当者から保護者に面談の日時の連絡を入れ面談を行ないます。

[2] 面談1——子どもとの会話（保護者も同席）

牛久保　（子どもと保護者に対して）
　こんにちは。初めましてことばの教室の牛久保です。よろしくお願いします。Aくん、今日は先生と少しお話ししてね。

A　（うなずく）

牛久保　Aくんは、今、ことばのことで困ってることあるかな？

A　（うなずく）

牛久保　どんな時に困っちゃってる？

A　……

牛久保　<u>じゃあねぇ、学校に来てからの事を順番に考えてみようか。まずねぇ、朝健康観</u>

察があるでしょ？　それはどうかなあ。
A　言いにくい。
牛久保　そうかあ。どんな感じになっちゃうの？
A　ハ、ハ、ハイってなっちゃう。
牛久保　そう、すぐにでない感じ？
A　うん。
牛久保　そんな時どうしてるの？
A　がんばって言う。
牛久保　そうかあ。ちょっとつらいね。
A　うん。毎日やんなっちゃう。
牛久保　そうだよね。そんな時、担任の先生は？
A　待っててくれる。
牛久保　そう、良かったね。友達はどう？
A　何も言わない。待ってる。
牛久保　そうかあ。それも良かったね。その時、日直とかの当番だと司会をするでしょ。朝の会とか帰りの会の司会とか給食のときのあいさつとかもあるよね。その時のことばはどう？
A　1人じゃないから、友達と一緒だとそろって言えるから平気。
牛久保　そう、友達と一緒に声を出すときは大丈夫なのね。
A　うん。
牛久保　授業中に本読みとかあるよね。音読のときはどうかな。
A　はじめのことばがでないときある。
牛久保　「そ、そ、その時」みたいな感じかな。
A　うん。
牛久保　そんな時どうするの？
A　がんばってだす。
牛久保　そうか。じゃあ、順番に丸読みするときはドキドキしちゃう？
A　うん。
牛久保　そうなんだ。待ってるのつらいよね。発表はどう？
A　あんまりしない。
牛久保　ことばがつっかえちゃうのが心配？
A　うん。
牛久保　音読も発表もできるようになるといいね。
A　（うなずく）
牛久保　ほかに、授業中とかで困っていることない？
A　う〜ん、今はない。
牛久保　1年生になってから、ことばのことで何か言われたことある？
A　「なんでそう言うの？」って聞かれた。

牛久保　その時、どんな風に答えたの？
A　何も言えなかった。
牛久保　そうかあ。どんな気持ちになっちゃった？
A　いやだなあって。ぼく、何でこうなるんだろうって。すらっと言えるといいなって思った。
牛久保　<u>そう。いやだったね。今度は何か答えられるといいね。いろんなこと一緒に考えていけるといいね。</u>
A　（うなずく）
牛久保　ことばがつっかえたとき、真似されたりからかわれたりしたことある？
A　ない。
牛久保　そう。それは大丈夫そうだね。ところで、Aくんは、ことばがつっかえて言いにくいなあっていつ頃から感じてたかな？
A　1年生の6月頃。
牛久保　そう。わかったよ。じゃあ、お母さんとお話するからちょっと待っててね。
A　（うなずく）

> **会話を進めるテクニック**
>
> 　1年生という学校に不慣れな段階の子どもであっても、「ことばの教室」に相談に来るということは、自分の話し方に何らかの思いを抱えて来室します。
> 　公教育の場に設置されている「ことばの教室」の担当者は、幼稚園や保育園といった小規模の幼児教育の場から、教育課程に沿った生活が展開される大きな集団の中に入ってきた子どもの思いや不安を受けとめることがまず大切なことだと思います。<u>公教育の場に居るからこそ、日々の生活の中で起こりうる問題が把握しやすいものです。</u>それらを考慮してその子どもの困り感を受けとめておくことが、初回面談で必要な情報であり、その後の子どもとのかかわり方を決めていく手がかりになるものと考えます。

［3］面談2──保護者との会話（子どもも同席）

牛久保　お母様、Aくんは1年生の6月頃に気づいたということですが、お母様はいつ頃気づかれましたか？
母親　2歳ごろからなっていました。
牛久保　どちらか相談に行かれましたか？
母親　おばあちゃんが気にしてたので3歳児健診で相談したら、「これくらいは大丈夫」と言われてそのままにしました。でも、幼稚園で気になったので担任の先生に相談したら、保健センターを紹介されたので相談に行きました。STの先生から、「今のところは

　　　　　大丈夫。成長するにつれてなおる」と言われました。
　牛久保　そうでしたか。ご心配でしたね。悩まれたことでしょうね。
　母親　　はい。
　牛久保　今日は、Aくんのつっかえたときのことやつらかった気持ちなどを聞いておきたかったので、お母様とは、後であらためて詳しくお話しさせていただきたいのですがよろしいですか？
　母親　　はい。

保護者の信頼を得るポイント

　保護者は、「ことばの教室」はどんな所だろう…どんな先生が居るんだろう…何をしてくれるんだろう…うちの子に合うところだろうか…などなど、子どもと同様に不安な気持ちで来室してきますので、まずは、子どもの思いを十分に受けとめてもらえるということを感じてもらうことが良いと思います。

　また、この先生だったら、吃音のことを一緒に話しあってくれそうだなあという思いを感じていただくように、親子の気持ちに共感する態度が大切だと思います。吃音に対する正しい知識や詳しい内容については、質問が出れば答えるようにしていますが、初回面談では心の奥にしまってきた思いをことばで表したり、今まで抱えてきた悩みをぶつけたりしても良いんだという安心感をもっていただくようにすることが大切だと思います。

［4］ 面談3──通級に対する考えの確認（親子に対して）

　牛久保　それでは、今日はこれで終わりにしますが、これから「ことばの教室」には続けて通いますか？Aくん、どうしたいかな？
　A　　　また来る。
　牛久保　そう。Aくんは、「ことばの教室」でどんなことがしたいかな？
　A　　　ことばが出ないのを何とかして。ない方がいい。
　牛久保　そうかあ。そうだね。そのことを一緒に考えていこうね。
　A　　　（うなずく）
　牛久保　お母様のお考えはいかがですか？
　母親　　よろしくお願いいたします。
　牛久保　お父様のお考えはどのようでしょうか？
　母親　　お父さんも心配しているので同じです。
　牛久保　わかりました。それではこれからよろしくお願いいたします。

まとめ

　このケースでは、小学校に入学してからさまざまな場面で吃症状に悩み、消極的になっていた子どもの思いが伝わってきました。時々涙ぐむ様子もみられたので、ことばのでにくさを1人で抱えていたのだろうと思います。「ことばの教室」でのコミュニケーションの話題は、その子どもの生活の中から見つけるようにし、吃音とのかかわりがあれば、どのように対処していくかを子どもの思いを中心に考えるようにしています。

　担任から、「健康観察のときに私をにらむ様にみつめるのですが……」という話を聞きましたので、「にらんでいるのではなく、ことばがでなくて困って必死なのでしょう」ということを伝えておきました。「ことばの教室」の担当者は、子どもや保護者の困り感や思いを、学級担任や習い事などの担当者に伝えるパイプ役になることも多いので、細やかな配慮が必要になります。

　公教育の場に設置されている「ことばの教室」担当者だからできることは、学校生活や放課後の生活の場や家庭生活で起こりうる問題に沿って子どもとかかわっていくことだと思います。また、学齢期になれば、低学年のうちから、吃音に対する理解を他の子どもたちにも積極的にアプローチすることが必要だと考えます。

　なお、パンフレットを渡したりや吃音に対する正しい知識等を話し合ったりすることは2回目以降の通級時に行なっています。

菊池の視点

　牛久保先生の特色は、丁寧に学校生活や家庭生活から子どもの吃音の話を引き出し、それに対して周りの人の反応を確認していることです。通級に対する考え方も確認することは大切だと思います。漫然と通級するのではなく、親子で吃音と向き合うために通級する姿勢を取っています。また、牛久保先生の81ページからの「吃音の理解啓発授業」の取り組みをぜひご覧いただきたいと思います。

吃音の理解啓発授業

「学校で吃音の真似をされる」「『どうして？』と何回も聞かれる」「いいにくいことばをわざと言わせられる」『はやく言えよ』『どうせ、しゃべれないくせに』など言われる」など嫌な体験を聞き、本人の希望に応じて、通級児の在籍学級に出向いて吃音の理解啓発授業を実施しています。今まで小学校2～4年生の学級で啓発授業を行なったことがあり、保護者も参観します。そうすることで、幼い頃から吃音に対する理解をしてもらうようにしています。

「吃音の理解啓発授業」は、道徳や特活といった時間を利用させていただき実施しています。実施に当たっては、管理職や学年主任・学級担任の理解が必要になりますので、事前に了承を得て細かく連絡を取り合います。授業はおおむね90分程度（学校の授業時間で2時間分＝約60分私の進行＋吃音の子の体験談発表＋聞いたクラスメートの感想を発表）終わるように組みます。

授業の展開にあたっては、「ことばの教室」担当者と学級担任の2人で進めていきます。「ことばの教室」担当者の自己紹介に始まって、子どもたちや学級担任の自己紹介を導入に使います。その際、自分の得意な事と苦手なことを1つずつ話してもらいます。そうすると、ある子にとっての得意なことがある子にとっては苦手なことであることに気づきます（算数が得意⇔算数が苦手、かけっこが速い⇔かけっこが遅いなど）。ことばについても、話すことが得意な子もいれば苦手な子もいることに気づかせるきっかけにします。

【吃音啓発授業の一例】
1. 吃音について学習することの確認をする
   - ことばがつっかえることってどういうこと？
   - 吃音がある。どもるともいう。
2. 吃音クイズで、簡単な吃音への知識を知る（87ページ参照）
   - 吃音のある人の割合
   - 世界的な割合
   - 初吃年齢
   - 病気という意識（うつる、うつらないでいじめやからかいの元を無くす）
   - 職業
3. 吃音のある友達とのかかわり方を考える
   ※学年の発達状況や学級の質により、個人発表またはグループ討議後代表発表。
   - 知的な発達が遅れているとか身体に障害があるとか、視点がずれたかかわり方を考える子どももいるが発表された通りに板書をしていく。ここでは、かかわり方の良し悪しは言わない。
4. 吃音のある子どもが、自分の吃症状のことや吃音への思いや、友達にわかってほしいことを話す（事前に書いておいた作文を読ませる）
   ※事前に「ことばの教室」通級時に作文にまとめておく。

週1回の通級としても思いをまとめるだけで1ヵ月程度かかる。
5．吃音のある子どもの思いと、友達としての自分たちが考えたかかわり方にずれがないかを確認する
　・わからないことがあったら勉強を教えてあげることとか、荷物を持ってあげることとか、やさしくしてあげることとかは、吃音のある子どもの思いとはずれていることもある。
　　　◎ことばがつっかえても、途中でさえぎらないで最後まで聞いてほしい。
　　　◎真似をしたり、からかったりしないでほしい。
　　　◎言いにくいことばを、わざと言わせないでほしい。
　　　◎私・僕は、みんなと同じだということをわかってほしい。など
6．まとめをする
　　人は皆得意な事や苦手なことがあるように、吃音があってもなくても人として皆同じであることや、吃音のことでその子を追い詰めることはいじめであることを確認する。
7．授業後の感想をプリントにまとめる（88ページ参照）。
　　※何人かに発表してもらう。

授業の効果

吃音のある本人
・がんばって発表できるようになった。
・言いたいことばがでないときの、喉の周辺や身体の感覚を理解してもらえた。
・病気だと思っていたり、うつると思っていたりした友達が多かったので驚いた。
・どもりながら話すときのつらい気持ちをわかってもらえた。
・当番活動のときに司会をしたり返事や発表や音読をしたりする場面などに、友達としてどうしてほしいかわかってもらえた。
・話を最後まで聞いてくれるようになった。
・どもることはあるけれど、みんなと同じだということをわかってもらえた。

クラスの友達
・吃音がある子にとっての、ことばがでにくいときの身体の様子や苦しい気持ちがわかった。
・吃音は、原因がわからないことや病気でもないしうつることもないことがわかった。
・ことばのことを聞いたり少しからかい気味に言ったりすることは、本当はいじめだということがわかったので反省してあやまった。
・どもっていても、最後まで話を聞いてあげようと思った。
・かわいそうとかいうのではなく、友達として、普通に話したり遊んだりしたりすれば良いと思った。
・吃音のことを知らない友達がいたら説明してあげようと思った。

親
- 担任の先生やクラスの友達が、どもることについて正しく理解してくれた。
- わが子とのかかわり方を振り返って、これからのことも真剣に考えてくれた。
- 遊ぶ友達が増えた。
- どもることで悩むことがあっても、家族で明るく話題にしたり、自分で解決していこうとしたりする積極性がでてきた。
- クラス替えなどがあるので、学年が進級したときに繰り返し授業をしたり、機会があれば学年や学校全体にも話をしたりしてほしい。

2年生の女児が書いた作文

1

わたしは、話す時やはっぴょうする時やグループで話し合う時や音読をする時などに、はじめのことばを何回もくりかえして言ってしまうことがあります。

そんな時は、声が出てくるところが小さくなってしまって声が出てこられないかんじです。

ぞうがドキドキして、はずかしいと思ってしまいます。

でも、あわてていたりわざと言っているわけではありません。じぶんでもなかったり考えていなかったりしても、どうしてそうなるのかわかりません。こんなふうになってしまってこまっている人は、せかい中にいる

2

そうです。でも、みんなおしゃべりが大すきです。

わたしが友だちと話していて、
「あ、あ、あのね。」
と、いってしまった時、
「あ、あ、あのね。」
と、まねをする人がいます。そんな時、わたしはすごうきずついてやめてしまいます。だから、話し方のまねをするのはやめてください。

それから、
「なんで、そうなっちゃうの。」
と聞いてくる人がいます。これは、せかい中でわからないことなので、わたしにもわかりません。だから、

しつこく聞かないでください。
わたしは、たとえば「そ」と言うことばがいいにくくて、
「そ、そ、そなちゃん」
となってしまうことがあります。そんな時は、
「かどいさん。」
とよびます。でも、ある友だちから
「なんでそなちゃんて言わないの。そなちゃんて、言ってみて。」
と、言われました。言いにくいことばだったので言わなかったのに、なんども言われて、どもりながら
「そ、そ、そなちゃん。」
と言いました。その友だちは、わたしのことをバカにしたようなかおで

見ていました。わたしは、言わなければよかったなぁと思いました。いえにかえっておかあさんにあとなってしまいました。
おかあさんに話したあと、
ふつうの話し方ができる人間になりたい。
と、なんども言いました。
みんなにおねがいです。言いたくないことばを、わざと言わせないでください。そういういじわるをしないでください。
それから、クイズを出し合ってあそんでいる時、わたしの答えはあっていたのに、
「どもっているから、はずれ。」

と、言われてしまったことがあります。答えはあっていたのですごくくやしかったです。
わたしがどもっていることを、おもしろがったり、バカにしたり、いじめたりしないでください。
わたしは、どもってしまうことがあるけど、みんなと同じです。
「わたしがどもっても、ちゃんと聞いてください。たのしくおしゃべりさせてください。」これがわたしのおねがいです。

資料 1

就学時健康診断「 こ と ば の 検 査 」記録用紙

健診ＮＯ.＿＿＿＿＿＿

1　発音について……"絵"の名称が正しく発音できていたら、No.欄の数字に○をつける。
　　　　　　　　　　　違和感のある発音の場合は、備考欄に記入。※例…はさみ→はたみ

No.	検　査　音	備　考（発音の様子）
1	は　さ　み	
2	テ　レ　ビ	
3	な　が　つ	
4	チューリップ	
5	で　ん　しゃ	
6	つ　み　き	
7	し　ん　ぶ　ん	
8	す　い　か	
9	あ　ひ　る	
10	ぞ　　　う	

◆確認検査音◆……絵カードの検査で曖昧音がある場合実施。発音の様子を記入。

かきくけこ	
さしすせそ	
たちつてと	
らりるれろ	

2　話し方について……気になる項目の欄に○印、または様子を記入。

吃音(吃る)	難　聴	口唇・口蓋裂	声の質	ことばの遅れ

3　発達検査……結果欄の何れかを○で囲む。R判定で確認検査を実施の場合、様子を記入。

結果	M　・　L　・　R	

※詳しい検査が必要と思われる場合、下記に記入し市教委へ提出。

児童氏名（ふりがな）生年月日	平成　　年　　月　　日生（　　歳）
保護者名	
住所・連絡先	（住　所）○○市 （連絡先）　　　　－　　　　－
就学予定学校名	○○市立　　　　　　　小学校 （その他…　　　　市町村立　　　　小学校）

資料2

「ことばの教室」通級希望相談依頼カード

申込日 平成　　年　　月　　日（　）

学校名・学年・組 ふりがな 児童・生徒氏名 (生年月日・年齢) 担 任 名	小 ・ 中　学校　　　年　　　組 （平成　　年　　月　　日生. 満　　　歳） 担任名（　　　　　　　　　　　　　）
保護者名・続 柄	続柄（　　　　　　　） ※長男、次女等
連絡先住所・TEL	〈TEL　　　－　　　　－　　　　〉 〈緊急時TEL　　　－　　　－　　　〉

《ことばの様子》
....
....
....

《学習の様子》
....
....
....

《生活の様子》
....
....
....

《備　考》	確認印	相談依頼学校	市教育委員会	「ことばの教室」

相談年月日	平成　　年　　月　　日（　）　　時　　分〜
相 談 結 果	・構音障害〔　　　　　　（　　　　　　　　　　　　）〕 ・吃　　音〔　　　　　　　　　　　　　　　　　　　〕 ・難　　聴〔　　　　　　　　　　　　　　　　　　　〕 ・そ の 他〔　　　　　　　　　　　　　　　　　　　〕
通級希望・通級予定	・通級希望　有　・　無　／・通級予定 平成　　年　　月〜

資料 3

吃音クイズ（答えと解説）

Q1. 吃音がある人は、だいたい何人に1人ぐらいいるでしょう。
　　（あ）10人に1人　　　（い）100人に1人　　　（う）1000人に1人

　　答…（い）　　吃音がある人は、だいたい100人に1人くらいいるといわれています。
　　　　　　　　みんなの学校には、全校で何人のお友達がいるでしょう。
　　　　　　　　もしかすると、学校の中には、吃音のことで悩んでいるお友達が他にいるかも
　　　　　　　　しれないですね。

Q2. 吃音がある人は、次にあげるどの国に多いでしょう。
　　（あ）日本　　　（い）イギリス　　　（う）アメリカ
　　（え）南アフリカ共和国（アフリカ大陸）　　（お）どの国もあまり変わらない

　　答…（お）　　吃音がある人は、世界中のどの地域にも大体1％くらいいて、あまり変わらないこ
　　　　　　　　とが知られています。
　　　　　　　　今、世界の人口は約70億人を超しているようだから、吃音のある人たちは7千万
　　　　　　　　人以上いることになります。

Q3. 吃音が初めてでてくるのは、何歳くらいの場合が多いでしょう。
　　（あ）0歳　　（い）2～4歳　　（う）6～7歳
　　（え）12～15歳　　（お）20～30歳　　（か）50～70歳

　　答…（い）　　吃音が初めてでてくる年齢は人によって個人差があるけど、一番多いのは、
　　　　　　　　2～4歳頃で、約6～7割の人がこの頃に吃音が出始めると言われています。
　　　　　　　　でも、6～7歳頃に初めて吃音がでる人も結構いますし、大人になってから
　　　　　　　　出始めることも知られています。

Q4. 吃音は、他の人にうつる。
　　（あ）うつる　　　（い）うつらない

　　答…（い）　　吃音がでる原因は、はっきりわかっていません。
　　　　　　　　はるか昔、ギリシャ時代から、吃音がある人の話が伝わっています。
　　　　　　　　吃音のある人と話したからといって、吃音になることはありません。

Q5. 吃音がある人の中には、アナウンサーや先生など、話さなくてはならない仕事について
　　活躍している人もいる。
　　（あ）いる　　（い）いない

　　答…（あ）　　吃音がある人でも、アナウンサーや俳優としていろいろな場で活躍している
　　　　　　　　人はたくさんいるし、学校の先生の中にも吃音のある人はいます。
　　　　　　　　ニュートンやチャーチル首相、徳川家光や田中角栄総理大臣など、たくさん
　　　　　　　　の有名な人達にも吃音があったことが知られています。

※　実際の用紙では、答は空欄になります。

資料 4

学習 の まとめ

＊学習したことから、思ったこと・考えたことを自由に書きましょう。

◆ 吃音のことでわかったこと ◆

....
....
....
....

◆ 吃音がある人の気持ち ◆

....
....
....
....

◆ 自分にできること ◆

....
....
....
....

　　　　　　　　　　　　　　　　　小学校　　　年　　　組

　　　　　　名　前

小1 8 堅田利明の方法

前・大阪市立総合医療センター小児言語科　言語聴覚士

設備
- ST室（約3畳のスペース）
- プレイルームなし
- 電子カルテあり

教材
- ガイダンスの意義と解説の用紙（97ページ参照）
- 学年に合わせた読み物
- 各種キャラクターのパズル

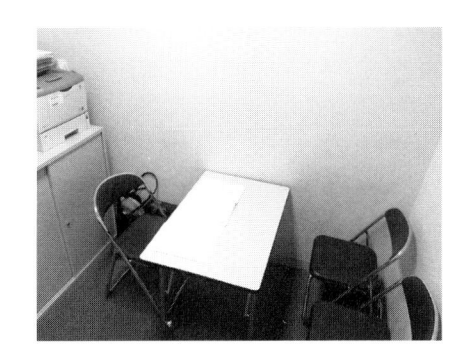

私の方針

　初診時は、来談に至るまでの家族の不安が、「ここに来て良かった」「相談できる場所が見つかった」と思ってもらえるように心がけています。疑問点や漠然と考えていたことがクリアになること、今後の見通しや方針が明確に示されること、話しやすい雰囲気、説明のわかりやすさが保障されている必要があります。また、子どもとの対話は、暮らしの一端や困り事などが表現しやすくなるように、想像力を働かせ、ことばを補いながら聴いていきます。親子が十分に話してもらえるように説明や助言をできるだけ少なくします。吃音がある子どもには、まず悪化の防止に努めます。そのためには、子どもの周りにいる人たちに、吃音の理解と具体的なかかわり方を、どのように伝えていけばよいのか、その作戦を一緒に練っていきます。元気に学校生活が送れているという理由で何もせずにただ様子を見ていることや、担任に吃音の説明をして終わるのではなく、子どもとかかわりのある人たちが一番の理解者になってくれる場を積極的に作っていきます。

ケース 本当に安心して話せる場とは……［小1、男の子］

```
0分              20〜40分           60分
[1]診察前問診票  [2]面談1（子どもと）  [3]面談2（親と）
```

［1］ 診察前問診票

入室前に記入式の問診票に記述してもらいます。主な項目は4つです。①主訴、②成育歴（運動発達・言語発達など）、③発吃時期、④相談歴

［2］ 面談1（子どもと）

最初に自己紹介をし、すぐに子どもと話していきます。評価のポイントは8つです。①吃音症状の把握、②しぐさや態度、③言語発達（検査）、④音読、⑤吃音の理解度合いや工夫の様子など、⑥学校の生活（話す・読む、周りからの吃音の指摘とその応答、困っていることや嫌なことなど）、⑦得意なこと苦手なこと、⑧親（家族）のかかわり方。

最後に次の事柄を伝え、質問や意見があるようならそれに応えていきます。

(1) 口や舌など発声発語器官に何も問題はない。
(2) 緊張や早口が原因ではない。
(3) 原因は現在世界で研究中であり、まだはっきりとわかっていない。
(4) 力の入らない連発はそのままだしても増えたりせず、安心してだしていてもよい。反対に、修正しようと力んで言おうとすると、よけいに言いにくくなっていく。
(5) 話そうと思うときに吃音が生じやすい。一緒に言ったり、歌うときは吃音が生じにくい。
(6) 症状は変動することが多い（波がある）。
(7) 不思議さから「どうしてそんな話し方なの？」と周りが問うてくるのは当たり前であること。周りに、「この話し方で大丈夫なんだ」ということをきちんと教えてあげる必要がある。
(8) 担任の先生に協力してもらって、周りにわかってもらえるように、どのようにしてうまく伝えたらいいかの作戦を練る。

吃音に関する対話の部分を抜粋（親は同席）

堅田　今日は何でここに来たの？
A　えっ？（母親の方を見る）
堅田　お母さんが「行こう」と言ったから来たのかな…。
A　うん！
堅田　そうか…。じゃ、ちょっと質問するよ。いいかなぁ…。A君はお話するときねぇー、時々「オオオオおはよう」みたいに、最初のことばを何回か言っちゃうことってあるかなあ…、ないかなぁ…。

A　ある！

堅田　そうなんだ！　よーくわかってるねぇー。じゃぁ、それっていつからかなぁ…。うーん…、幼稚園のきく組（年長）さん？　それとも、チューリップ組（年中）さん？

A　きく組！　かなぁ…。（母親の方を見る）

堅田　じゃぁ、当たってるかどうかお母さんに聞いてみよう！
（Aの初吃は年中から）

堅田　残念！　チューリップさんからだったー。おしいなぁ…。

A　えぇ！　そうなん？（母親の方を見る）（母親はうなづく）

堅田　じゃぁ、次の質問だよ。A君はお話するとき、時々「オオオオおはよう」みたいになっちゃうよねー。そしたら、「オオーーーーおはよう」みたいに伸ばして言っちゃうことってあるー？　ないー？

A　うーん…、ないかな。

堅田　そうなんだ！　うん、ちょっとお母さんに聞いてみるよ。

堅田　（母親に）「オオーーーーおはよう」みたいになることはありますか？

母親　はい、時々あります。

A　えっ、あるん？（母親がうなずく）

堅田　自分が思ってるのと、人が聞いてるのって違うんだよねぇ。じゃ、次の質問ね。A君はお話するとき、時々「……オおはよう」みたいに、最初のことばが出てこないことってあるかなぁ？　ないかなぁ？

A　うーん…。ちょっと。

堅田　ちょっとあるんだぁー。じゃぁ、声がでてこないの、最近多くなったなぁーって思う？　それとも全然変わんない？　減ったかなぁ？

A　うーん…。多くなった。

堅田　そうなんだ。自分のことよーわかっているね。すごいなぁー。じゃぁ、お母さんに聞いてみるよ。

堅田　（母親に）最初のことばがでてこないで、「……オおはよう」みたいになることありますか？

母親　はい、あります。

堅田　多くなってきているように思いますか？

母親　はい、夏前頃から増えてきてるように思います。

堅田　夏休み前ぐらいから多くなってきたってー。A君、どうかなぁ…。

A　うん。

堅田　そうかぁー。じゃぁー、A君はお話するとき、時々「オオオオおはよう」みたいになるよねー。学校でも勝手になると思うんだけどー。そうするとね、お友達が「なんでそんな話し方すんの？」「なんでオオオオオってなんの？」って質問してくる人、聞いて来る人いると思うんだけどー。何人ぐらいの子に聞かれたかなぁ…。3人？　5人？　それとも、10人とか…。

A　うーん、えーっと…3人…

堅田　そうなんだ！３人かぁー。「なんでそんな言い方するの？」ってかなぁー。それって男？　女？　どっち？　どっちもかなぁ？

A　どっちも。真似もしてくんねん。

堅田　そうなんだぁ。真似してくるんだぁー。ものすごく嫌なことない、それって！

A　うん、嫌やや…。

堅田　なんて言い返してんの？　それともパンチ！とかキック！かな？

A　（表情を少し柔らかくして、首を振る）

堅田　無視するんかなぁ…。

A　うん。

堅田　なんか、「何で？」って聞かれるのって嫌なことない？

A　嫌！

堅田　きっとねぇー、A君が時々「オオオオおはよう」ってなるでしょー。みんな、何でなるんやろかーって、何でか知りたいんやと思うわ。なんで「オオオオおはよう」ってなるんかって。A君は何で「オオオオ」ってなっちゃうと思う？

A　……。

堅田　お母さんに「何で？」って聞いてみた？

A　（首を振る）

堅田　そうなんだぁ。じゃ、どうしたら「オオオオ」ってならないで言えるかなぁ。

A　ゆっくり言ったらならへん！

堅田　そうかぁ…。ゆっくり言ったらならなへんのかぁ…。うん。じゃぁ、A君は、ゆっくり言ったら「オオオオ」ってならないんだ。

A　うん…。（やや複雑な応答）

堅田　ゆっくり言っても「オオオオおはよう」みたいになっちゃうことってある？ない？

A　………ある…。

堅田　うん。A君すごいね。ものすごくよくわかってるねぇ、自分のこと。すごいわ。そうなんだぁ。ゆっくり言ってもね、「オオオオおはよう」みたいになっちゃうことってあるんだよ。

A　ほんと？（注視して聞き入る）

堅田　そう。どうして「オオオオおはよう」みたいになっちゃうのか。なんでと思うかなぁ。お口とか、ベロとか、どこかおかしいんじゃないんだ。頭でちゃんと考えて言わないからでもないんだよ。言おうと思うとね、勝手に「オオオオ…」ってなっちゃうんだぁー。不思議でしょー。あわてて言うからとかー、ドキドキして緊張しちゃうからなるって言う人もいるんだけど、そんなことないんだよ。あわてて言うからでもないし、ドキドキして言うからでもないんだぁー。じゃ、そのわけはどうしてか…。原因って言うんだけどね。それはね、いま、世界中でどうしてなるのかって研究してるんだ。でもねー、まだ、これが原因だってわかってないんだぁー。世界でまだ、どうしてなるのかってわかってないんだよ。何かすごいでしょ。

A　うん！（注視して聞き入る）

堅田　どうしてそうなるのかって、わかってないことって、他にもたくさんあるんだよ。でもねー、よく聞いてよ。<u>「オオオオ…」ってなっちゃうのはねー、そのまま「オオオオ…」って言い続けても、それが増えちゃうってこともなくて、どちらかと言うとねー、減ってくることが多いんだぁ。反対に、「オオオオ…」ってならないように話そうとがんばっちゃうとねー、だんだん声がでてこなくなるんだぁ。のどの辺りがつまったみたいになってねー。</u>だから、A君、いいかなぁー。今は、いっぱい、いっぱい「オオオオ…」ってだしてお話してね。

A　うん！（ニコッとしながら安堵のまなざしになる）

対話を進めるテクニック

　子どもと対話をしながら、ことばのイントネーションやしぐさ、話題についての姿勢、気持ちや思考の切り替え方、物事の見方やとらえ方などから、できるだけその子どもになったつもりで暮らしを想像してみます。ことばにしていない、または、ことばにできにくそうな事柄について想像力を働かせながら補い、話を進めていきます。「見てもいないのにどうしてそんなことまでわかるのだろう」と不思議に思ってくれるぐらいの聴き方や、気持ちの代弁、整理、吃音のことをわかりやすくきちんと説明してもらえることなどが、「自分のことをわかってくれそうな人」として位置づけてくれるようになります。そうなれば「また話したい」「またここに来たい」と思ってくれます。

［3］面談2（親との対話）

<u>（子どもは隣でパズルや持参の遊具で遊びながら対話を聞いている）</u>話し方や態度、言語検査の結果解説、吃音ガイダンスを経て、A君と吃音のやりとりをした所を振り返る場面。

堅田　<u>A君は自分のことをよくわかっていますねぇ。</u>

母親　びっくりしました。いままで、吃音のことを友達から言われてたんですねぇー。いままで、「言われてない？」って何度も聞いてきたんです。そしたら「言われてない」って。先生にも伺ってきたんですけど、「言われていません」って。もう、ほんとにびっくりしてしまって…。

堅田　皆さんそうなんですよ。真正面から「言われてない？」って問われると、「言われてない」って答えてしまうことが大半なんです。中には「言われてる」って応える子もいます。でも、その場合は、相当周りから言われていて「もう助けてほしい」っていう状態なんですねー。言われることはものすごく嫌なことなんです。それを胸の内にしまっておこうとするんですねー。

母親　どうしてでしょうか。

堅田　そうですねぇー。本人に聞いてみるのが一番だと思いますが…。親に心配かけたくないとか、そういうのではなくて、「何となく」とか、「わからんけど」という言い方で

「親に言いたくない」って教えてくれた人が何人かいました。

母親　先生からも「言われていませんから」って。

堅田　はい。先生のいらっしゃるところではあまり言わないものなんですよ。子ども同士の遊びのちょっとした場面で「なんで？」って聞いてくるんです。ですから、先生がちゃんとお子さんのことを見ていないという訳ではなくて、先生にとっても、まさか指摘を受けているなんて思えないし、実際、見えないんです。しかも、授業中に挙手をして発言したり、元気いっぱい友達と遊んでいる姿をご覧になられると「大丈夫ですよ」という判断を下してしまうんです。

母親　まったくその通りです。そう、懇談のときも「心配いらないから」って。なんか、私が心配し過ぎてることがダメみたいな感じがして…。でも、やっぱり心配で…。

堅田　ええ。親が子どものことを心配するのは当たり前のことですから…。先生は、「あんまり思い込まないでくださいね」っていうお気持ちからか、気遣いからか、「大丈夫だから」っておっしゃりたいんじゃないでしょうか。

母親　ええ、わかります、とても。

堅田　幸いA君は、自然な連発がたくさん出ていて、そして、とってもお話好きですよねぇ。話していてとっても楽しいです。いっぱい話してくれますしね。話すことだけじゃなくって、しっかりと話も聞いてくれます。どうでしょう、今日からA君の吃音症状が悪化していかないように最大のかかわり方を一緒に考えていきませんか。

母親　はい。ぜひよろしくお願いします。いままでしてきたことはなんだったのかって思います。

堅田　これまでのA君へのかかわりは十分だと思います。だって、A君にとって良いと思うことを一生懸命されてきたわけですから…。そのお気持ちがきちんとA君に届いていると思います。だから、元気いっぱいお話してくれるし、お話好きのままここまで来られたんですから…。

母親　はい。そうです。いっぱい話してくれることがうれしいです。

堅田　さきほどA君にお話ししましたが、「いっぱいオオオオってなってもいいんだよ」って言ってあげてくださいね。

母親　はい！　そうします。何かホッとしたような表情してましたね。わたしもホッとしました。来て良かったです。

堅田　ここに来られるまで、とっても不安だったでしょ。

母親　ええ、とても…。何て言われるんだろうって…。ここに来ないといけなくなったことも…。

堅田　そうですね。うん…。そう…。

母親　もっと早く来てたら…。もっと早く来てたらよかったんでしょうか？

堅田　どうでしょう…。今日、こうしてお会いできたこと、A君とお話できたことを大切にしていきたいと思います。これからではないでしょうか。ご一緒にやっていきませんか。

母親　はい。よろしくお願いします。

堅田　ご家庭では、十分だと思えるのですが、やはり学校ですね。先程、言い方が変わっていくんだっていうお話をしました。「オオオオおはよう」から「オオーーーーおはよう」って工夫して、やがて「……オおはよう」のように、最初のことばが出せなくなってくる。気をつけて話そうとすればするほどなるんですね。言えなくて苦しいんです。ただ様子を見ていたがために周りから言われ続けてきました。これからもですね。その度に嫌な気持ちになります。聞かれても返答のしようがありませんからねぇ。だから困ってしまうんです。みんなは不思議だから聞いてくるんです。「どうしてオオオオってなるの？」ってね。

母親　そうですね。不思議なんですもんねぇ。

堅田　ええ。ここは、先生にご協力頂いて、A君の周りの人に「オオオオってなってもいいんだよ」って伝えてあげたいですね。もちろん、原因はまだ特定されていない、わかっていないんだけど、お口とかベロとか、どこかに問題があるんじゃないんだよ、早口だから、緊張するからでもないんだよ、言おうと思うと「オオオオ」ってなっちゃうんだ、いつもなるってわけじゃないんだ、歌とか、一緒に言ったり、ものすごく怒って怒りを表現しようとするときはスラスラ言えたりするんだ、みたいにねぇー。

母親　ええ。皆さんにきちんと知ってもらいたいです。

堅田　まずは先生に吃音について少し勉強してもらうところからですね。知らない先生が多いんです。先生になられるときに吃音のことをほとんど学ばないんです。

母親　そうなんですか。

堅田　ええ。先生にわかっていただくのにいくつか方法はあるんですが…。どうでしょうか、よろしければこの本『キラキラどもる子どものものがたり』（海風社）を先生にお読みいただくのもひとつかもしれません。さっと読んで頂いて30分ぐらいです。「30分のお時間を取ってもらえないでしょうか」って。基本的な吃音の知識と、一番大切な子どもの気持ち、親の気持ちが伝わると思います。お読み頂いたあとから今度はA君のこれからのことをお話されてみてはいかがでしょうか。まずは、一度お読みください。それからですね。

母親　はい、ぜひそうさせて頂きます。

＊面談は基本的に親子同室で行ないます。吃音の基本的な知識や情報を親子が共有できる利点があります。親子に確認しながら問診を進めていくことや、吃音の話題を家庭でしていく際のモデルにもなります。また、臨床家を介しながら、親子がお互いの気持ちを確認し合えたり、理解できたりします。個別で相談したいと子どもが希望したり、親に聞かれたくない内容、子どもに聞かせたくない内容がある場合は、次回以降に個別の時間を設けるようにします。同様に祖父母、兄弟姉妹などの面談を別途で考えることもあります。

保護者との信頼関係

　面談で意識していることは　①助言・指導、②傾聴（カウンセリング　マインド）、③寄り添い、の３点です。今どれを中心に据えて行なっているかを個々の場面において自覚的にとらえるようにしています。この３点で最も重要でありかつ難しいのが傾聴です。傾聴とはただ単にウンウンとうなづいて話を聞くことではありません。傾聴は、できるだけ話し手になったつもりで、その人から発せられることば、ことばの周辺にあるもの（イントネーションやしぐさ、間といった諸々の中から意味を感じ取ろうとすること）を自分の中にすっぽり入れていくような感じの作業です。ですから通常の対話とはずいぶん違った様子になります。そうすることで話し手は、語っていく過程を通して、「きちんと話を聴いてもらえている」という実感が生まれます。やがて、自然と自己に対して問いを発し、本当に気になっていること、考えたいと思っていること、明らかにしたいと思っていること、どうしたいと思っているか、といった自問を繰り返しながら、自ら答えを見つけていくことができるようになります。傾聴によってその手伝いをします。

菊池の視点

　堅田先生の特色は、吃音の話題を親子の認識を確認しながら、丁寧に問診していることです。周りの大人が「ゆっくり」と伝えるけど、「ゆっくり」と気をつけても吃音は生じるし、いっぱい「オオオオ…」と話すことがいいんだよと伝えています。そのことが、子どもの存在の自信につながっている温かい臨床姿勢です。

吃音ガイダンスの意義

- 吃音に関する情報の整理と最新情報の提供を行ないます（臨床家と親子とで構築していく作業）。
- 親子や家族がもっている誤った情報や古い情報を修正します（知識・情報の共有）。
- 子どもへのかかわり方で不明な点、心配なことを丁寧に聴きながら、無理のない対応を具体的に考えていきます。一方的に指示することはせず、また、一度ですべてを終えるのではなく積み上げていきます。
- 保育士や教師、子どもとかかわりのある周りの人に吃音を理解してもらい、所属集団にも同様に吃音の理解を進めていく方法を検討します（吃音の啓発）。

吃音ガイダンス（吃音の基本的な知識）

吃音＝どもる、つっかえる、つまる・・・

吃音の定義　非流暢性発話(声)があること。
　　　　　　　非流暢性発話(声)があり　＋　そのことで困ること・悩むことがある

特　　徴
- 人と、話そうと、構えたときに、生じる。
- 歌うときや、一緒に発声するときはならないことが多い。
- 波があって症状が変動しやすい。

自 然 治 癒
- 吃音の発生（発吃）は２歳から５歳が多い。
- 小学校低学年ぐらいまでに消失する割合が高い（７～８割）。
- 話し方や子どもの様子から、自然治癒の可能性を判断するのは難しい。

波（循環性・変動性）
１日・週・月・年で違いが生じる。
　　　○ 症状が顕著
　　　△ 症状が見られず

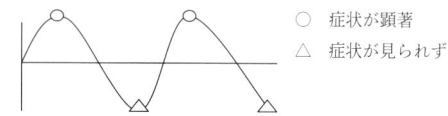

吃音症状と進展
- 連発（繰り返し）　→　伸発（引き伸ばし）　→　難発（ブロック：阻止）
- 随伴運動、言い換え、（回避・逃避）

原因論　多要因説について。

周りのかかわり　吃音の話が親子（家庭）でできること。
　　　　　　　　　吃音そのものの意味を周り（園や学校などの所属集団）に知ってもらい、理解してもらう。

- 子どもの気持ち、親の気持ちを知る参考図書（いずれも堅田利明著　海風社）

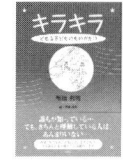

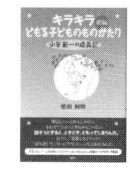

『キラキラ　どもる子どものものがたり』　　　　『キラキラ　どもる子どものものがたり少年新一の成長記』

小2

9 小林宏明の方法

金沢大学人間社会研究域学校教育系　教授　言語聴覚士

設備 ・プレイルーム（20畳程度・録画設備あり・さまざまな遊具がある）

教材 ・ICレコーダー（録画・録音する際は、事前に保護者と本人から了解を取る）
・ワークシート（小林宏明著『学齢期吃音の指導・支援改訂第2版—ICFに基づくアセスメントプログラム』（学苑社、2014年））
　・毎日の生活の中の得意なこと、苦手なこと（107ページ）
　・ことばの教室に通っている子どもからの手紙（108ページ）
・リーフレット（ことばの臨床教育研究会編「うちの子はどもっているの？—お子さんの話し方が気になる方へ（吃音相談シリーズ・幼児編）」（NPO法人全国言友会連絡協議会）→全国言友会連絡協議会ホームページhttp://zengenren.orgより購入もしくはダウンロードできます）（20ページ参照）
・実態把握セット（小林宏明著『学齢期吃音の指導・支援改訂第2版—ICFに基づくアセスメントプログラム』（学苑社、2014年）
　・吃音調査票（保護者に、ニーズ、お子さんの特長、吃音の言語面と心理面、言語・認知・運動発達、情緒・情動、環境を尋ねる問診票）
　・吃音記録シート（毎日の吃音の言語症状を記録するシート）
　・学校生活の調査票（学級担任の先生に、学校での吃音や生活の様子を尋ねる質問紙。保護者から学級担任の先生に記入いただくよう依頼してもらう）

私の方針

　小学生の相談は、友達にからかわれる、教科書の音読やかけ算九九の口唱ができない、日直当番が辛いなどの吃音による困難がきっかけである場合が少なくありません。そこで、初回の相談では、子どもからこれらの困難について丁寧に話を聴きます。そして、教育臨床相談が、これらの困難を緩和・軽減するためのさまざまな対策を考え、実践していく場であることを伝えます。

　保護者からは、子どもの吃音で困ったり心配したりしていることや今回ご相談に至ったきっかけや経緯、教育臨床相談に望まれることを尋ねます。そして、吃音の概要（保護者の対応のまずさが吃音の原因でないことを含めて）を伝えた上で、教育臨床相談の方針や進め方について相談します。

ケース 友達に真似されたことをきっかけに相談にきた男の子［小2］

```
0分            20分            40分            60分
[1]面談1    >   [2]遊び    >    [3]面談2
```

[1] 面談1──子どもとの面談（保護者同席で）

小林　ボクは、小林といいます。はじめまして。
俊　（緊張した面持ちでうなづく）
小林　お名前と通っている小学校、教えてもらっていい？
俊　（困った表情を浮かべ、ためらう）
小林　この紙に書いてもらってもいいかな？（メモ用紙と鉛筆を渡す）
俊　（メモ用紙に名前と小学校名を書いて、小林に渡す）
小林　○○俊くんていうんだ。格好いい名前だね。誰につけてもらったの？
俊　（うつむいて、小さな声でボソッと）お母さん。
小林　△△小学校に通っているんだ。何年何組なの？
俊　（小林の方をちらりと見て、さっきより少し大きな声で）2年□組。
（学校や家族、好きなことなどについて、4〜5分おしゃべりをする）
小林　学校のこと、家族のこと、好きなこといろいろ教えてくれてありがとう。おじさん、<u>俊くんのこと、もっといろいろと知りたいんだけど、こんなアンケートに答えてもらってもいいかな？</u>（「毎日の生活の中の得意なこと・苦手なことアンケートを渡す」107ページ参照）
俊　（緊張した面持ちで）これ、なあに？
小林　これはね、俊くんが、家とか学校で、どんなことが得意で、どんなことが苦手と思っているか書いてもらうものなんだ。ここに書かれていることが、とても得意だったら◎、得意だったら○、どっちでもなかったら△、苦手だったら×、とっても苦手だったら××を書いてもらっていいかな？
俊　（不安そうに）できるかな？
小林　もし、わからないところがあったら質問して。どうしてもわからないところや答えたくないところは、答えなくていいよ。
俊　（黙ってうなづき、回答を記入する）
小林　（俊くんが回答を記入し終えるのを待つ）
俊　できたよ。
小林　ありがとう。見せてもらっていい？
俊　いいよ（用紙を小林に渡す）
小林　（用紙を俊くんの方に向けて置き、項目を指差しながら）<u>◎の項目が多いね、お母さんと話す、お父さんと話す、…体育と図工も◎だね。</u>

俊　（少し得意そうに）ボク、サ、サッカーのチームはいってるからね。…（阻止）運動は得意なんだ。ずー図工は、工作が、と、得意なんだ。な、夏休みの工作展の…（阻止）学校代表になったこともあるよ。

小林　それは、すごいね。おじさん、運動苦手で、運動会のかけっこいつもビリだったから、運動得意なのうらやましいな。

俊　（信じられないという表情で）そうなんだ。

（しばらく、◎や○の項目に関する話をする）

小林　◎や○が多いけど、△とか×の項目もあるね。たとえば…算数は×だね。算数、苦手なの？

俊　だって、けっ、計算面倒くさいし。それに、今、……（長い阻止）くっ九九やってて、うまく言えないから…。

小林　うまく、言えないって、なかなか覚えられないってこと？

俊　（イライラしながら）ち、ちがう！　九九はもう全部覚えているんだけど、…（阻止）話そうとしてもことばが出てこないんだ。

小林　話そうとしてもことばが出てこないんだ。それは、困るし、嫌だね。他にも、話そうとしてもことばが出てこないことある？

俊　うん、あるよ。けっ、健康調べとか、国語のじ、時間の…（阻止）丸読みとか…（ことばが出てこないで困っていることの話をする）

小林　いろいろ教えてくれてありがとう。俊くんの得意なこと、困っていること、よくわかったよ。

俊　うん（ほっとした表情でうなづく）

小林　あのさ、折角来てくれたし、もう一つ、お話していい？　このお話が終わったら、一緒に遊ぼう。

俊　（少し構えて）どんな話？

小林　この大学に来ているお友達が書いたお手紙なんだけどさ。読んでもいいかな？

俊　いいよ。

小林　ありがとう。じゃあ、読んでみるね。「ぼくは、金沢山小学校３年２組の山田たかしです。…（「ことばの教室に通っている子どもからの手紙」（108ページ参照）を朗読する）

俊　（「からかう人がいて、いやになることがあります」のところで、顔をしかめる）

小林　（朗読を終えて）俊くん、たかしくんのお手紙読んで、どんなこと思ったかな？

俊　（ややためらい気味に）ボ、ボクと、少し…(阻止)似ているかなって、おっ、思った。

小林　俊くん、たかしくんと似ているところがあるって思ったんだね。どんなところが似ているって思った？

俊　えいと…「ボ、ボ、ボ」ってなるところとか、イライラするところとか。あと…（４～５秒話すかどうか躊躇する）、この前、クラスの人に、「ボ、ボ、ボ」って話すのを真似されたんだ。

小林　クラスの人に「ボ、ボ、ボ」って話すのを真似されたんだ。それは、嫌な思いをし

　　　　たね。そんなことするの、失礼だよね。
俊　うん、真似したのは、同じクラスの○△ってやつなんだけど……。（吃音を真似されたときのことを話す）
小林　いろいろとお話してくれてありがとう。俊くん、このお手紙のたかしくんと似ているところがいろいろあるんだね。実は、ここ（プレイルーム全体を指すように手を大きく回す）は、お手紙のたかしくんみたいに、ことばが「ぼ、ぼ、ぼ」ってなる子がたくさん通っていて、「ぼ、ぼ、ぼ」で困ることをどうすればよいか考えたり、「ぼ、ぼ、ぼ」ってなりにくくなるための練習とかをしているんだ。
俊　ふうん。
小林　もしよかったら、俊くんも、ここで、「ぼ、ぼ、ぼ」で困ることを考えたり、練習したりしたらいいかなぁ、って思うんだけど、どうかな？
俊　（しばらく考える）うーん、よくわかんない。
小林　そうだよね。急に言われても、わかんないよね。それじゃあ、後で、お母さんに、「ボ、ボ、ボ」の相談や練習のことをお話するから、お家に帰ってから、お母さんと相談してもらってもいいかな？
俊　うん、わかった。
小林　（おもちゃの棚を指して）それじゃぁ、今からここのおもちゃで20分ぐらいいっしょに遊ぼう。
俊　（おもちゃの棚を物色するように見ながら）うん、いいよ。一緒にサッカーゲームしようよ！（サッカーゲームで遊ぶ）

会話を進めるテクニック

　吃音の子どもの中には、吃音を悪いことととらえたり、吃音のことをどのように話したらよいかわからなかったりするため、吃音の困難を話せない子どもが少なくありません。そこで、遊びやおしゃべりを通して信頼関係を築く、傾聴の姿勢で子どもの話を丁寧に聞く、「毎日の生活の中の得意なこと、苦手なこと」「ことばの教室に通っている子どもからの手紙」などの困難や悩みの言語化を促す教材を用いるなどの配慮や工夫をします。

　なお、吃音の子どもの中には、初めての人や場所に慣れなかったり、友達からのからかいなどで深く傷ついていたりすることから、初回の面談で困難や悩みを話せない子どももいます。そのような子どもには、「急がば回れ」ではないですが、拙速に困難や悩みを尋ねたりせず、まずは遊びやたわいないおしゃべりなど通して、「この人なら話しても大丈夫」と思ってもらえる存在になることを目指します（これだけで初回の面談が終わることも多いです）。

　また、吃音のある子どもの中には、氏名や通っている学校名などを言うのが苦手な子どももいます。そこで、子どもがこれらを話すのをためらったり拒否したりする場合は、紙に書いてもらうなど話さなくて済むような配慮や工夫をします。

［2］面談2──保護者との会話（本人は、同室で遊んだり本を読んだりしている）

小林　今日は、お足元の悪いところをお越しいただき、ありがとうございます。研究室の場所は、すぐにおわかりになりましたか？

母親　（苦笑いしながら）いえ、実は、途中で迷ってしまって。学生さんに場所を尋ねながら、なんとかたどり着きました。

小林　そうですか。大学の構内は、どういうわけか、迷路みたいにわかりにくいんですよね。失礼しました。

母親　（笑いながら）いえ、いえ、大丈夫です。

小林　<u>先ほどの、俊くんと私の会話を聞かれて、お感じになられたことはありますか？</u>

母親　健康調べで困っていることは、初めて知りました。かけ算九九や国語の教科書の音読は、宿題に出るので苦手なのは知っていたのですが、学校の様子を聞いても「別に」「忘れた」と言ってほとんど話してくれないので、困っているかはよくわかりません。

小林　男の子には、学校であったことをあまり話さない子が多いみたいですね。先ほど、友達に真似されたともお話してくれましたが、そのことはお母様にお話されましたか？

母親　はい。このときは、学校から帰ってきたらいきなり泣き出して、「今日、学校でいじめられた〜」と話してくれたんです。

小林　そうだったんですね。驚かれたでしょう。

母親　はい、この時は、どうしたらよいかわからなくて、本当は良くないんでしょうけど、私が気が動転して、うろたえて…。ただ、「うん、うん」と俊の話を聞くのが精一杯でした。

小林　お母様もお辛かったですね。その後、こちらにご連絡いただいたのですか。

母親　いえ。その後、かかりつけのA医院に相談したら、近くのB総合病院の耳鼻科に言語外来があると聞いて、まずは、そこに行ったんです。そうしたら、こちらに（小林を手指しする）専門の先生がいらっしゃるから、と紹介されて、ご連絡しました。

小林　そうだったのですね。ずいぶんご苦労されて、ここまでお越しいただいたのですね。ところで、吃音が出始めたのは、恐らく幼稚園の頃ではなかったかと思うのですが、これまで、どこかで、吃音のことをご相談されたことはありますか。

母親　（少し考えて）吃音が出てきたのは、詳しくは覚えていないのですが、多分、年少さんの頃だったと思います。私を呼ぶときに「お、お、おかあさん」とはじめの音を繰り返すようになり、おかしいなぁ、と思ったのを覚えています。でも、しばらくすると前みたいに普通に言えるようになったので、そのままにしていました。年中さん、年長さんのときも、吃音は、でたりでなかったりを繰り返していました。吃音がでているときに、「どこか、相談した方がいいかな」と思ったこともありましたが、幼稚園の先生から「朝の会とかの発表はしっかりできているし、お友達とも楽しく遊べてるし、大丈夫ですよ」と言われたり、表現会や授業参観でも吃音は見られなかったので、相談はしませんでした。

小林　今回、お友達に真似されたことをお話ししたのが、俊くんがお母様やお父様にした

はじめての吃音の困難の訴えなのですね。
母親　はい。多分、そうだと思います。
小林　そうなんですね。俊くん、お友達に真似されたことが、とてもくやしかったんですね。でも、そのことをお母様やお父様にお話できて、少しすっきりしたんじゃないかな。
母親　そうだといいんですが。
小林　恐らく、そうなんじゃないかと、私は思います。ところで、今回は、お友達に真似されたことがご相談のきっかけとなりましたが、お母様は、俊くんの吃音をどのようにされたいとお考えですか。
母親　（少し考える）もし、可能なら、吃音を治してあげたいです。……（少し間）でも、それが難しいなら、もう少し楽に話せるようにしてあげたい。あと、お友達に真似されたことを担任の先生に相談したのですが、これまで吃音の子を担当したことがないみたいで、今日、小林先生にご相談するってお伝えしたら、クラスでどのような対応をしたらよいか聞いてきてほしいっておっしゃってました。
小林　可能であれば、吃音を治してあげたいとお思いなのですね。また、担任の先生も俊くんの吃音を心配されていて、私からの情報提供をご希望なのですね。確かに承りました。それでは、<u>今から、こちらのリーフレット（「うちの子はどもっているの？」（20ページ参照）を母親の前に置く）に基づいて、吃音について簡単に説明させていただいてもよろしいでしょうか。</u>その後、教育臨床をどのように進めればよいかご相談させていただければと思います。
母親　よろしくお願いします。
小林　（「うちの子はどもっているの？」に基づいて、吃音と吃音のある子どもとの接し方の概要について以下の説明をする。）

「うちの子はどもっているの？」
　吃音の話し方には、ことばの一部を繰り返す、引き伸ばす、つまるの3種類があることを、発話例を示しながら説明するとともに、お子さんにこれらの話し方が見られるか尋ねます。
「なぜ、どもるの？」
　吃音の原因はよくわかっていないが、現在有力な仮説として吃音のでやすい何らかの体質的な要因と、環境要因が両方合わさったときに吃音が出現するとする多要因理論が提唱されていることを説明します。また、かつて保護者の育て方のまずさが吃音の原因であるとする学説があったが、現在では否定されていることをきちんと説明します。
「吃音はなおるの？」
　吃音のある幼児の約7〜8割は、小学校2年生ぐらいまでの間に自然治癒することを伝えます。また、自然治癒しない2〜3割の子どもも、家庭や学校の環境調整をしたり、吃音の発話面や心理面への適切な指導・支援をしたりすることで、学業や友達関係、あるいは今後の人生における不都合の緩和・軽減が十分可能なことを説明します。

「かかわり方のヒント」
　「ゆっくり」「もう一度言って」などと注意する代わりに、かかわる大人が「ゆっくり」「ゆったり」「短め」に話すことを提案します。また、可能な範囲で、短い時間（たとえば、毎日15分、週末に30分など）、お子さんと1対1でかかわる時間を設けることを提案します。

小林　何かご質問はありますか？

母親　この子の父親は、小さい頃吃音があったようですが、あのー（少しためらい気味に）なんか遺伝というか、そういうのはあるのでしょうか？

小林　お父様、吃音がおありなのですね。今でも、ご苦労されているのですか？

母親　小学生の頃は少し苦労したようで、ことばの教室にも通っていたようです。ただ、今は、時々どもることもありますが、仕事などで特に困ることはないようです。

小林　そうなんですね。吃音の遺伝については、いろいろな研究がされていますが、まだよくわかっていません。ただ、吃音そのものが遺伝するという単純なものではないようです。俊くんとお父様は親子ですから、当然俊くんはいろいろな特性をお父様から引き継いでいると思います。もしかしたら、そのような特性の中に、吃音になりやすい体質みたいなものが含まれているのかもしれません。ただ、そのような体質があっても、吃音にならない人もいます。結局のところは、現在の科学ではわからないとしかいいようがないのだと思います。

母親　そうなんですか。遺伝のことは、よくわかっていないのですね。

小林　はい。他には、ご質問ありますか？

母親　はい。もう一つお尋ねしてよろしいですか。この子には2歳下に妹がいるのですが、この子が俊よりも口達者で、私と俊が話しているとすぐに割り込んできて。時々、俊もイライラしているようなのですが、何か良い方法はありますか？

小林　妹さん、2歳年下ということは、今、幼稚園の年長さんかな？

母親　はい。俊は父親に似て、あまりおしゃべりな方ではないのですが、妹は私に似たのか、本当におしゃべりで（苦笑い）。俊と妹が話していると、どちらが年上かわからなくなるときがあるくらいです

小林　（つられ笑いしながら）そうなんですね。それは、大変だ。この時期は、女の子の方が成長が早いですしね。

母親　はい。本当に。

小林　ごきょうだいの対応をどうすれば良いかは、吃音のあるお子さんの保護者の方からよくいただく質問のひとつです。どこのご家庭もご苦労されているようです。これについては、これはという方法はないのですが、<u>妹さんが年長さんになっているので、「順番に話す」ルールを取り入れるとうまくいくかもしれないと思います。順番を守ったら必ず後で話を聞いてあげるようにすると、我慢してくれるときもあるのではないかと思います。うまくいかないときもあると思いますが。</u>

母親　家でも、順番に話すようによく言っているのですが、後で必ず話を聞くところはで

きていなかったと思います。家に帰ったら、試してみます。
小林　うまくいかないときもあると思いますが、お試しいただければと思います。他には、ございませんか？
母親　ありがとうございます。今のところ、大丈夫です。
小林　わかりました。また、ご不明な点やご質問がありましたら、ご遠慮なくおっしゃってください。それでは、最後に、今後について、ご相談させてください。まず、学校の先生宛てに、今回の相談の概要や学校での俊くんへの対応のご提案を所見という形で書かせていただければと思いますが、いかがでしょうか？　また、次回ですが、1ヵ月後ぐらいはいかがでしょうか？
母親　担任の先生へのお手紙を書いていただけるのですね。ありがとうございます。また、次回、1ヵ月後ぐらいでお願いします。
小林　わかりました。（実態把握セット［『学齢期の吃音の指導・支援改訂第2版—ICFに基づくアセスメントプログラム』（学苑社）の資料］をお見せしながら）それでは、次回お越しいただく際に、これらをご記入の上お持ちいただいてもよろしいでしょうか。（各調査用紙の記入方法の説明をする）
母親　わかりました。今日は、ありがとうございました。
小林　（俊くんに声をかける）俊くん、今、お母さんと、「ぼぼぼ」ってなることについて、いろいろとお話したから、お家に帰ったら、お母さんと相談してね。
俊　うん。わかった。

保護者の信頼を得るポイント

　保護者との面談では、適時雑談を織り交ぜながら、保護者が話しやすい雰囲気作りに努めます。お話を伺う際は、お子さんに吃音が出てから今日に至るまでの長い間、お子さんの吃音に悩み、辛い思いをされてこられたことに思いを馳せながら、保護者が話されることを共感的に受け止め、支持的、肯定的なコメントを返すよう心がけます。

　また、初回面接では、リーフレット「うちの子はどもっているの？」（20ページ参照）を用いて、吃音と吃音のあるお子さんとの接し方の概要を説明します。このリーフレットは、吃音の特徴や原因、予後、接し方がコンパクトにまとめられており、保護者に初めて吃音の説明をするのに使い勝手の良い資料だと思います。また、説明した後、わからないところや質問がないかを尋ね、その質問に誠実に答えることで、保護者の疑問を解消するようにします。

まとめ

　俊くんは、友達に吃音を真似されたことや、吃音のためにかけ算九九、健康調べ、丸読みに困難を感じていることを話してくれました。そこで、今後、吃音の相談や練習を行なうことを提案しました。

　保護者は、俊くんが友達に吃音を真似されたことを泣きながら訴えたときにうまく対応できなかったこと、年少の頃に吃音が出始めたこと、できれば吃音を治してあげたいと思っていること、担任の先生からどのような対応をしたら良いか尋ねてほしいと依頼されたことを話してくれました。その後、吃音と吃音のあるお子さんとの接し方の概要を説明しました。そして、担任の先生に所見（109ページ参照）を書くお約束をしました。また、実態把握セットをお渡しし、次回の面談の際にお持ちいただくよう依頼しました。

　次回の面談は、1ヵ月後としました。次回の面談からは、『学齢期吃音の指導・支援改訂第2版―ICFに基づくアセスメントプログラム』（学苑社）に基づいて、実態把握と指導・支援計画立案を行ないます。これらの詳細については、『学齢期吃音の指導・支援改訂第2版―ICF基づくアセスメントプログラム』（学苑社）をご参照ください。

菊池の視点

小林先生の特色としては、資料1「毎日の生活の中で得意なこと、苦手なこと」、資料2「ことばの教室に通っている子どもからの手紙」を使って、困っている問題点を引き出しているところです。吃音は場面によって困り度が違うことを念頭に、そして、ある程度、吃音で困る場面は一緒なので、この資料1、2を用いながら、話を引き出してみてください。

資料 1

1 毎日の生活の中の得意なこと、苦手なこと

「記号」に、一番あてはまるものを書いてください。
◎ とても得意　　○ 得意　　△ ふつう　　× 苦手　　×× とても苦手

家庭

場面	記号	場面	記号	場面	記号
母親と話す		きょうだいと話す		いとこと話す	
父親と話す		祖父・祖母と話す		親戚と話す	

学校

場面	記号	場面	記号	場面	記号
朝自習		書写		日直当番	
朝の会		家庭科		係活動（　　　）	
国語		道徳		クラブ（　　　）	
算数		総合		委員会（　　　）	
生活		学活		全校集会	
理科		休み時間		運動会	
社会		給食		遠足	
音楽		昼休み		学習発表会	
体育		そうじ		6年生を送る会	
図画工作		帰りの会			

放課後や休日

場面	記号	場面	記号	場面	記号
学童保育		友達と学外で遊ぶ		近所の人と話す	
習い事（　　　）		地区の行事や集まり		買い物に行く	

資料 2

2 ことばの教室に通っている子どもからの手紙

ことばの教室に通っているたかしさんから、このような手紙を受け取りました。

> ぼくは、金沢山小学校3年2組の山田たかしです。ぼくは、授業中に発表する時や、友だちと話す時に「ぼ、ぼ、ぼくは」と音をくり返したり、ことばがつまって出てこない時があります。いつも、話せないわけではなくて、じょうずに話せる時もあります。ことばが出てこない時は、あせったり、イライラした気持ちになります。また、友達の中にぼくの話し方をからかう人がいて、いやになることがあります。

資 料 3

所見

○○俊様（8歳・男児）

(1) 当方での指導・支援の様子

　俊さんは、○月×日に、当教育臨床相談を来所され、(1) 俊さんとの面談（20分）、(2) 自由遊び、(3) 保護者の方との面談を行ないました。面談のとき、俊さんには、(a) 語頭の音を繰り返したり（「ぼ、ぼ、ぼく」）、つまったり（「‥‥‥ぼく」）する吃音の症状、(b) 話すときに力みながらに苦しそうに話す様子が見られました。また、俊さんは、吃音のことを意識し、かけ算九九の口唱や健康調べ、国語の教科書の丸読みなどがうまくできないことへのもどかしさや不安などを感じているようでした。また、少し前、クラスの人に「ぼ、ぼ、ぼ」と吃音の話し方を真似されたことがあり、そのことに強いショックを受けたようでした。

　当方では、このような状況を鑑み、今後、以下のような指導を行なっていく予定です。

　(a) 俊さんの日々の生活の中の吃音の困りごとを把握する
　　　アンケートなどを用いて、俊さんが日々の生活で感じている吃音の困りごと（違和感、もどかしさ、恥ずかしさ、不安など）をできるだけ具体的に聞き取る。

　(b) 吃音についての勉強
　　　吃音の知識や情報について学ぶとともに、「吃ることは悪いことではない」「話し方を工夫することで、吃音を出にくくすることができる」ことを知る。

　(c) 吃音が出にくい話し方の練習
　　　吃音が出にくい話し方とされる「ゆっくり、そっと、やわらかく」話す練習や、吃音でうまく話すことができないときの切り抜け方（言いにくい音をわざと軽く繰り返す、緊張で口が動かないときに緊張が抜けるまで少し待ってから話すなど）の練習をする。

（2）ご配慮をご検討いただきたい事項

　先生方にご配慮をご検討いただきたいことは、以下の2点となります。

　まず、1つめは、俊さんに話しかけるときの方法です。一般的に、吃音は、発話速度が速くなったり、気持ちが焦ったりしたときに出やすい傾向があると言われています。そこで、俊さんに話すときは、できるだけゆっくりと話しかけたり、十分に間をとりながらゆったりと接したりしていただき、必要以上に俊さんの発話速度が早くなったり、俊さんが焦ったりすることを防ぐことが有効と考えます。また、吃音が出ているときは、(a) できるだけ俊さんの口からことばが出るまで待つ、(b)「ゆっくり」とか「落ち着いて」「もう一回いってごらん」などのことばかけは控える、(c)「話し方」ではなく「話している内容」に耳を傾けるようにすることなどが有効です。

　第2は、いじめやからかいへの対応です。吃音をもつお子さんが抱えやすい問題のひとつに、どもることへのいじめやからかいがあります。これについては、どもることは「くせ」みたいなもので、背の高い子や低い子がいるように、話すときにすらすらと言える子だけでなく、つまって言いにくい子もいることを折りに触れてお話いただくことが有効です。また、からかう子に対して、吃音は言いたくても言えない状態であり、怠けたりふざけたりしているわけではないことをお話いただくことも効果的です。ただし、俊さんは、過度に周りからの注目が集まることに抵抗を感じることも考えられますので、吃音に対するからかいなどへの対処をする際は、事前に俊さん本人や保護者の方と十分に相談をした上で、慎重に取り扱う必要があると考えます。

　なお、吃音の基本的な情報や接し方については、私のホームページにて情報を公開しております。併せてご参照いただければ幸いです。

小林宏明のホームページ　吃音ポータルサイト
　　http://www.kitsuon-portal.jp/

10 前新直志の方法

国際医療福祉大学保健医療学部言語聴覚学科　准教授　言語聴覚士

小2

設備
- 耳鼻咽喉科診察室（耳鼻咽喉科医）
- 小児と成人および聴覚（難聴）、臨床心理士用の設備、プレイルーム、個別訓練室・集団訓練室　聴覚検査室など

教材・準備物
- 普段の話し方を確認するための問診票（121～122ページ参照）
- 話すために必要な能力または口周りや口の中の動きを調べるための道具（検査道具を含む）
- ホワイトボード（畳1枚を横にしたような大きさ）
- 絵カード（名詞、動作絵、状況絵）
- 絵本（幼児～学齢期対象）
- 遊具（市販のおもちゃ、パペット、手づくり教材など）

本学は言語聴覚士の養成を兼ねており、時々、学生が一緒に入ります。その際、個々の子どもたちとラポールを図ったうえで、その子にあった教材を作成します。お兄さんやお姉さんたちの手づくり教材（その子のための教材）はとても人気があります。

特にパペット（指にんぎょうやぬいぐるみ）は、幼児期の子どもの吃音の意識を探る際には大活躍します。構音障害の可能性がある場合も含め、自分の話し方への意識を確認するため（専門的）に必要なツールです（123～124ページ参照）。

私の方針

吃音も構音障害も保護者からすれば「話し方の問題」として相談されます。今の状態とどのように指導していくのか、専門的な観点から必ず両親にガイダンスを行ないます。

■指導の鍵になる点
- 本人が自分の話しことばに対してのとらえ方
  - A：否定的なとらえ方をしていない場合→ことばの指導に入る
  - B：否定的なとらえ方をしている場合→否定的なとらえ方を取り除いて（カウンセリング）からことばの指導を開始する（こちらが多い）
- 友達からのからかいなどをどのように受け止めているか
  両親（母親が多い）からみて、①ことばに関連した友達関係や②本人がどのように受け止めているか、について確認します。

> **ケース** 吃音と構音障害合併例［小2、男の子］

```
0分            10分              20～30分              40～60分
[1]保護者と一緒に簡単な問  [2]子どもとのセッション   [3]対応内容の概要と今後の課題（指導
   診（子どもと仲良くなる）    （評価・方針訓練）         内容の報告および課題）相談と提案
```

［1］ 保護者と一緒に簡単な問診（初診時の場合）

■待合室にて（子どもはゲームに夢中）

前新　Aくん、こんにちは。

A　……（母親がせかして挨拶を促されて）こ、こ、こ、こんにちは。

前新　ちょっと歩くけど、奥の部屋に行こうか？

A　（うなずく）

■訓練室にて（本人と親しくなる会話）

▶子どもとの会話

前新　さっきのゲームって何？

A　DS、ポケモンゲーム。

前新　ふ～ん……（何か言いたそうだったので黙っていることにした）

A　他にもマリオ（スーパーマリオ）とか持ってるよ。

前新　へ～……（何か言いたそうなので黙る）

A　え、て、て、て、てんていも（ゲーム）や、やーるの？

（吃音と構音障害を同時に確認）

前新　やるよー。でも先生がやるのはそういうのじゃないなあ。

A　じ、じ、じゃあ、どういうのもってんの？

▶母親との会話

前新　ご家庭でもこんな（音の繰り返しやサ行がタ行になっている）感じですか？

母親　そうです。何を言ってるかわかるんだけど……あ、でもどもりがひどいときは何を言っているかわからないときもあるんですよ。そんな時は、大体興奮して話しているときなので、落ち着かせるんですけど……。

前新　まず、Aくんのことばのことですが、2つのことが同時に生じているようですね。1つはこの年齢でサ行音がうまく言えていないことと……

母親　そうなんですよ。サシスセソが全部タチツテトになるんですよ。

前新　そうなんですよね。あと、もう1つは、ぼ、ぼ、ぼ、ぼく、みたいにことばの最初の音を数回繰り返しますよね。

母親　そうなんです。……治るんでしょうか？

前新　詳しく調べる必要がありますね。発音は正しい発音方法を教えて意識させて定着さ

せるんですが、発音方法を意識するということは、同時にどもった話し方も意識させてしまうんですね。Aくんにとって自分の吃音症状を意識することは、これからの生活にいろんな意味で影響してくると思います。大事なことは、「どういう気持ちで意識しているか」なんです。何もしないままだと、自分の話し方を否定した気持ちで意識してしまいますが、きちんとその点を踏まえれば、肯定的な気持ちで意識させることができますし、同時に本人にとって良い意味での気づきになります。そのような方向で指導していきますので、大丈夫ですよ。

母親　そうですか……。上手に言えないときに、私たち（自分や夫）が注意していたことは、もしかしたら、変に意識させていた可能性あったんですね……。あ～あって感じです。先生、どうぞよろしくお願いします。

前新　でも、わかりませんよ、Aくんの気持ち。自分の吃音をどのようにとらえているかは、本人とのやりとりで大体わかるので、そこから確認していきますね。吃音の様子をみながら発音治療を行ないますので、吃音がひどいときは、発音治療を中止します。この点をご理解ください。

［2］子どもとのセッション

▶評価（吃音のとらえ方を確認する場面）
■吃音の意識がどの程度なのか確かめる

前新　好きな勉強って何？

A　体育。

前新　どうして？

A　勉強じゃないから。

前新　じ、じ、じ、じ、じゃあ体育は何なの？（わざとどもって話しかける）

A　（セラピストの話し方が気になりながら）、え、え、えーと、時々遊ぶんだよ。

前新　……（ブロック様を含めた繰り返しで）ほ、ほ、ほ、ほんとに？

A　……ねえ、て、て、てんてい（先生）さあ、と（そ）の言い方って何？

前新　え？　別に。

A　なんか変な言い方だったよ、いま。

前新　そうかなあ……

A　……（5秒程沈黙）あのね、ぼくもね、と（そ）んな言い方になるときあるよ。同じみたい。

前新　そんな言い方ってどんな言い方？

A　た（さ）っき言ってみたいなの。

前新　う～ん……あ、「た、た、た、た、たいく」みたいな言い方のこと？

A　うん、とうとう（そうそう）。

前新　そうか、先生もAくんと同じだね。たまにこんな言い方になるときがあるけど、A

くん、どう思う？
（この質問に対する返事の内容次第で吃音へのとらえ方の一端が把握できます。たとえば、「別にいいじゃん」「面白い言い方」「笑っちゃう」といった他人事のような反応の場合は、自覚していても強いコンプレックスになっていないことが推測できます。逆に「僕、そうなると嫌なんだよね」「先生、嫌じゃないの（自分は嫌）」「（先生が）笑われるでしょう」といった自分の場合と重ねたような反応をする場合は、ややコンプレックスを感じている傾向があります）。

会話を進めるテクニック

「子どもの視点に配慮した対応」。これは子どもを相手にする場合の基本姿勢ですが、大事なことは、どのようにそれを実行するかです。身につけている物、持参してきた物、待合室で見ている雑誌や絵本、親子の会話（プライベートな会話に注意）といったことからある程度の情報を把握しておくと、机に座って向き合ったときに会話のトピックとして切り出しやすいし、また自発的に話す場合も少なくありません。内向的なお子さんの場合は、単に質問攻めにするのではなく、指導者側が感じたことや体験したことを伝えてから質問するようにします。たとえば、「そのゲーム知ってるよ」ではなく「そのゲームって○○○のところがちょう～難しいよね」「先生、それより○○っていうゲームが好きなんだ」、ポケモンに興味もっているが、なかなか話してくれない場合は、「ナエトル（ポケモンキャラクター）の頭になんで木が生えてか知ってる？」「ナエトルって男の子って本当？」という伝え方です。あるいは（母親と車できた場合）「そっか車で来たんだ、あ、車って、あれでしょ、水のうえを進む乗り物でしょ」といったようにわざと間違えてみる……など、子どもが自己主張したくなるような会話を展開していくことです。

■評価の結果
　①話しことば以外の対人関係や認知機能に問題はない
　②吃音の状態（『吃音検査法』［学苑社］）
　　吃音症状は単語呼称や文章音読よりも会話で多い（ことばの最初の音を繰り返す）
　③発音の状態：（『新版構音検査法』［構音臨床研究会／千葉テストセンター］）
　　サ行音がタ行音に誤ってしまう
　④自分の話し方に対するとらえ方
　　自分の話し方がなめらかではないことは知っている（吃音の意識はある）が、恥ずかしいといったネガティブな気持ちにはなっていない。

■方針
　目先の目標：吃音の状態を観察しながらサ行音の獲得（発音治療）を目指す
　　　　　　　（吃音症状の慢性的悪化を予防しながら発音障害を治す）
　長期的目標：学校（社会）生活で言いたいことをことばで表現できるようになること

＊この長期目標は現時点の問題点ではなく、これから指導を継続していく中で生じる可能性があります。吃音の重症度にかかわらず、最低でも伝えたいことはきちんと自分のことばで伝えられるようになることが大切です。これは必ず将来につながります。

■臨床上の留意点
①話しことばへの意識化
　自分の話し方に注意を向けさせる発音（構音）治療が、自分の吃音へのネガティブな気づきにつながりやすい。
②吃音の状態を踏まえる
　吃音に波があることを説明し、「吃音の良し悪しにご両親があまり左右されない」こと、吃音の波を踏まえ、「吃音症状が軽減している時期に集中的に構音治療を行なう」ことを説明する。吃音症状の状態とは、家庭で普段の状態が基準となります。
③発音と流暢性はことばをつくって発していく方法が異なることを理解させる

■期待できる点
　正しい音を定着させていく時のゆっくりとした構音練習が、スムーズな話し方（流暢性）を定着させる場合があります。

▶言語臨床（吃音症状に配慮しながらの構音治療）
■臨床日に構音治療を行なわないと判断する場面
A　ぼ、ぼ、ぼ、ぼくのおうちにはね、あ、あ、……あ…な、…あ、あ、あのね、ネコちゃんがいるんだよ。

前新　へー、そうなんだ。

A　あ、あ、……あ……あ、あ、あたらちいおうちを買ったんだけど、…き、き、き、き、き、きらいみたい。おーおー、お、おー、お……（そのまま話すをやめてしまう）。

A　ふーっ……（指導者の顔をチラッと見て、目があったときに笑う）

前新　（笑う）

前新　せ、せ、せ、せ、せ、せ、せー、せーせーせーせーせーんせいのおうちにはわ、わ、わ、わ、わんちゃんがいるんだよ。

A　……

前新　いー、いー、いー、いーっつもせ、せ、せんせいがお散歩に、つ、つ、つ、つれていくんだよ。

A　ネコは、散歩なんかつれていないよ。（流暢）

前新　へー、そうなんだ。

前新　あのさ、きょうはね、先生とたくさん話そうか？　Aくんが好きなことや学校での出来事を先生にたくさん教えてくれるかな？

A　いいよ。

> **会話を進めるテクニック**
>
> 本人は吃音の調子が悪いことをわかっているので、子どもとの関係によっては、軽くことばで確認する（例：「すごいつっかえちゃったね」）場合もあります。ひどくどもったにもかかわらず、そのことを話題にしないのは、逆に関係を悪化させることがあります。<u>上記の例は、互いに「笑う」ことと、指導者の随意吃（わざとどもること）で本人の気持ちを楽にさせた実例です。</u>

■吃音に配慮しながらの構音治療：サ行音（[s]）を誘導する場面

前新 <u>上の歯でベロを軽く噛んで、やさしい風さんを出してね。先生の真似してみて、</u>
　　　<u>（ささやき声で）「スー（[s:] または [θ:]）」</u>

A （ささやき声で）「スー（[s:] または [θ:]）」

前新 ささやき声の「スー」から声にだして「スー」
　　　（中略）

前新 （ゆっくりとした構音動作で）「スーイーカ」（[su:i:ka]）

A ス、ス、ス、スーイカ（4回目のスのときに思い出したようにゆっくりとした構音動作になり、流暢性を維持した状態で正しい構音動作でできる）。

前新 最後の方、うまかったね。

A うん、「ス」の後にゆっくりと注意したからかも。

前新 もう一度やってみようか？

A うん。

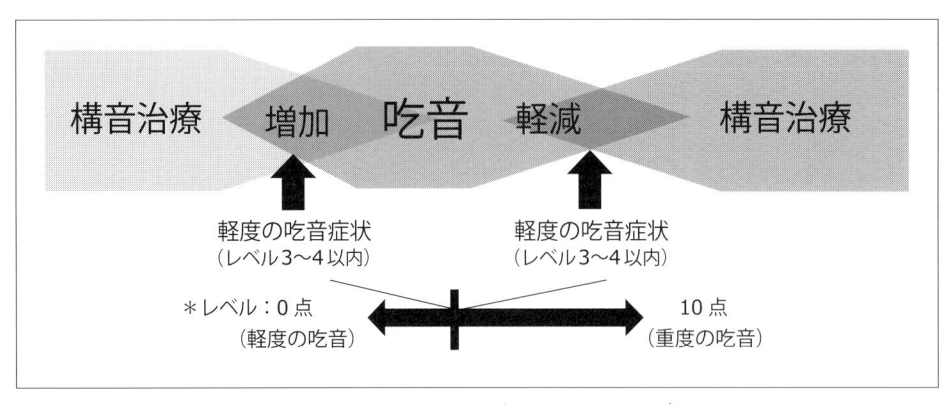

```
構音治療  増加  吃音  軽減  構音治療
          ↑           ↑
     軽度の吃音症状   軽度の吃音症状
     （レベル3〜4以内）（レベル3〜4以内）

*レベル：0点  ←――――→  10点
     （軽度の吃音）         （重度の吃音）
```

吃音に配慮しながら発音治療を進めるイメージ

・吃音症状の重症度（指導者の主観で構わない）を決めておく必要がありますが、レベルが4以内で本人の吃音に対するネガティブな心理状態になっていなければ構音治療を継続します。

・増加した吃音症状に対しては、どもりながらも言いたいことを言えるようにすることまたはそれを維持することを中心とし、吃音に関連したからかいや友達関係について対応するようにします。『吃音のリスクマネジメント：備えあれば憂いなし』（学苑社）を参考にしながら子どもと母親と共に話し合ったりします。

> **会話を進めるテクニック**
>
> 吃音状態の見極めが要点となりますが、その鍵は本人との関係性にあります。日頃から吃音をオープンにできる関係づくりが構築できていれば、本人の構音治療へのモチベーションの見極めが判断できます。わからない場合は、関係構築ができているので、本人にことばで確認すればいいわけです（例：「今日、発音練習無理っぽい？」「（発音練習）いけるんじゃない？」）。いかに軽く自然な表現で確認できるか、が大切です）。

▶ネガティブな対人関係と訓練へのモチベーション
■学校生活（友達関係）について確認する場面

前新　<u>友達と話すとき、声がうまくでないときあるの？</u>
A　うん、あるある。
前新　その時、Aくんはどうするの？
A　えー、何もしない。
前新　それで友達は何も言ってこなくなるの？
A　えっとね。同じこと聞いてくる人がいる。
前新　どんな風に？
A　なんで、そんな言い方するの？って
前新　その時はどうするの？
A　うーん、わかんない。
前新　先生に言ったことないの？
A　あるよ。
前新　あるんだ。そしたら、先生どうしたの？
A　Bちゃんに、そんなことを言ってはいけませんって言ってた。
前新　その時Aくんはどんな気持ちだった？
A　僕の話し方ってやっぱり変だよなあって思った。
前新　そうか。でもよく先生に言えたね。偉かったよ。Aくんの話し方って時々、あ、あ、あってなるよね。
A　うん。
前新　<u>でも、Aくんってちゃんと最後まで言えるところがすごいよね。今、「さ」の音が上手になってきてるの、自分でもわかるよね。だから、ことばの練習、これからも</u>

　　　　　先生と一緒にやろうよ。また先生のところにおいでね。
A　うん。わかった。

> **会話を進めるテクニック**
>
> 　小学校2年生はまだ幼い部分が残っている年齢です。友達関係や学校生活の様子を確認するとき、漠然と単純な質問だけでは本当の気持ちを把握できないことが多いように思います。質問に対する応答を受入れた後、それよりも一歩踏み込んだ質問をする、その応答を受け入れて、さらに一歩踏み込んだ質問……というように徐々に本人の気持ちに到達できるように進めていくことによって、①本人の本当の気持ちを見つけることができ、そして本人にとっても、②指導者が自分（子ども）の味方（自分をわかってくれる存在）として見るようになり、指導者の助言すべてが自分（子ども）の中に肯定的に残っていくのだと思います。

[3] 対応内容の概要説明と今後の課題（指導内容の報告および課題）

■母親との面談1 （吃音が重く構音治療をキャンセルした場面）
前新　今日は症状がすごくでていましたが、この2〜3日、どんな感じですか？
母親　自宅ではそんなにでていないんですが……
前新　そうですか。吃音はさまざまな要因で変動しますからね。今日はことばがでてこないことで、腕の動き（随伴）が頻繁にでてきていました。そのため構音治療は行なわず、つっかえたときに感じやどもってしまうことについて、いろいろとお話ししました。
母親　そうですか。わかりました。次回はどうですか？
前新　予約日に話した際の症状を確認して判断しますので、次回も同じように発音の練習を行なわない場合もあります。でも、その時は自分の吃音に向き合うという大事なセッションを行ないます。

■母親との面談2 （構音治療を行なったとき、子どもと3人で）
前新　「ス」の音に別の音をつなげて発音しても、「チュ」とか「テュ」にならなくなりましたね。発音練習のときにことばがつっかえることありませんでしたよ。すごいね。
A　え、先生、あったよ。僕つっかえちゃったなあと思ったもん。
前新　そうか。どうすっごくつっかえた？
A　ううん、そうでもない。
前新　そうでしょう。すっごいつっかえることはなかったと思う。やっぱりすごい。
母親　（やりとりを笑顔で黙って聞いてくれました。特に質問はありませんでした）

［4］臨床の基本的概念

▶吃音と構音障害が併発しているということについて

　２つの症状は、「話しことば」（speech）の問題としては同じですが、生じているメカニズムが違います。吃音は、ある音と別の音のつながり部分がうまくいかないことが多く、構音障害は１つの音でも起こります（例：「サ」が「タ」になるなど）。この違いがある以上、専門家の指導内容もそれぞれに対して異なることをわかりやすく説明する必要があります。

▶基本的な治療方針
・吃音の状態（良いときと悪いときの様子など）に注意を払いながら構音を治す
　　吃音の状態が悪いときには、構音治療は行なわない
　　構音治療を行なう際の吃音状態の条件：吃音重症度レベル３～４以内（116ページの図参照）
・構音治療の際の留意点
　　通常の系統的に行なう構音治療手順と同様
　　正しい子音産生の誘導において、
　　摩擦音：吃音症状が生じることは少ない→流暢性を自然に誘導しやすい
　　破裂音：吃音症状がでやすい
　　　　　→リズム発話などを用いることで産生を促しながら正構音の定着を図る。
　　　　　　その際、吃音重症度レベル３～４を維持できることが条件となり、構音産生中に吃音が増加しレベル４を超える場合は、構音治療を中止します。

▶からかいや否定的な指摘について

　この年齢時期は、幼児期と学齢期の境目にあたり、周囲の友達も皆と異なる容姿や行動に対して、他意のない単純な関心事として気になっています。吃音に対して、ストレートな表現で聞いてくることからもわかります。ですから、私はこれを"悪意のない指摘"（幼児期に最も多い）と言っています。吃音のある子どもはその"悪意のない指摘"に傷ついてしまいます。幼児期後期から学齢初期では、聞く側にも質問される側にも責任はありません。では、どうすればよいのでしょうか？　この場合は、大人が対応しなけばならないと思います。具体的には、学校で一番本人を把握できる立場の先生やことばの指導者がきちんと対応しなければなりません。"悪意のない指摘"は先生が見ていないところでも起こっています。幼児期後期から学齢初期はそういう時期であることを念頭において指導します。

［5］まとめ

　「ことばがうまく話せない」という症状には、その原因がはっきりしているものとそうでないものがあります。原因がないにもかかわらず、ことばがうまく話せない症状に吃音と機能性構音障害があります。原因がわかっていないので薬があるわけではありません。

　症状を改善させるためには、唇や舌の動かし方を変えていく必要があります。「変える」ということは、本人が意識的に行なわなければならないということです。しかし、前述したように、発音を意識させる構音治療と話し方を意識させると増加する吃音は働きかけ方がまったく逆です。その点について、私は「吃音増加のリスクを恐れて２つの症状をもったまま学校生活を送る」

より、「吃音増加のリスクを抑えながら構音を治す」ことを目標においた方が良いと思います。正しい発音ができるようになれば、それだけで本人がこれまで生活してきた世界が大きく変わります。発音に自信がつき、そのことが吃音に良い影響を与えることもあります。

　吃音と構音障害がある場合は、早めに治る構音障害に対応してもらった方が良いと思います。ただ、あまり触れませんでしたが、構音を治すための技法の裏に「吃音増加のリスクを抑えながら」という部分の方がとても大切であることを強調しておきたいと思います。そのカギとなるのは指導者と子どもの信頼関係であることは言うまでもありません。

菊池の視点

　前新先生の特色は、構音治療と吃音に対するアプローチを、吃音の程度を見ながら使い分けていることです。保護者にこの子の問題は2つあり（構音障害と吃音）、どういったアプローチをしていくのか、あらかじめ伝えていることは、保護者にとって安心だと思います。

資料

記入日：　　年　　月　　日

吃音歴に関する問診票

名前　　　　　　　　　　　　　　　　　　　生年月日　　年　　月　　日
　　　　　　　　　　　　　　　　　　　　　（現在：　　歳　　ヵ月）

住所　　　　　　　　　　　　　　　　　　　電話番号

お子さんの吃音症状に最初に気づいたことについて教えてください
1）最初に気いた時期・状況・その時の対応（覚えている範囲で）
　　・時期：

　　・状況：

　　・対応：

2）吃音が出始めた原因と思われるエピソード

3）現在の症状について当てはまるものに○をしてください（複数回答可）。

	語頭の繰り返し	「ぼ、ぼ、ぼ、ぼ、ぼくね」
	語の引き伸ばし	「おーおーーーおーかあさん」
	語頭のつまり	「わ‥わっ‥　わたし」）＊「わ」に力が入るときもある
	音のつまったとき、身体の一部を動かして言葉を発する	
	音は出ないが話そうとしている（口が開いた状態）	
	本人は自分のことばの状態に気づいているように思える	
	発音が気にある（サ行がタ行になったりカ行になったりするなど）	

4）症状が出やすい条件
　①家族からみて

　②本人（＊吃音の自覚があることが前提）

5）最初に気づいてから現在までの対応（家族や保護者）

6）学校生活や職場での様子（担任・友達・同僚との関係など）

7）自分のことばの状態をどう思いますか？（＊吃音の自覚が明確にあることが前提）
　　例1（子どもの場合）：「お友達とお話するときに、困ったなあって思うことある？」

8）日常生活の中で一緒にいる時間が一番多いご家族の方：
　　　　　（　　　　　　　　　　　　）

9）基礎疾患（現病歴）の有無や性格など
　　①別の障害や症状の有無　（例：発達障害、口蓋裂、学習障害、ADHDなど）

　　②発達について（検診での所見、言語発達、相談機関の有無など）

　　③現在の心身の状態について

　　④性格について

　　⑤ご家族または親戚に吃音症状がある場合、本人からみた関係

　　　a. きょうだい　　b. 父親　　　c. 母親
　　　d. 祖父　　e. 祖母　　f. その他（　　　　　　　）

10）その他（事前に伝えておきたいこと）

吃音の自覚を評価する方法

　自己の吃音をどのように自覚しているか、吃音へのセラピーの方針を決める際の大切な見極めになります。吃音のある子どもは4歳代ですでに自分の吃音を自覚している（Ambrose and Yairi, 1994；Ronny et al, 2009）と言われておりますが、その見極め方法には注意が必要です。小学校2〜3年生以降でしたら話し合いで済むことが多いのですが、幼児〜小学校1〜2年の場合は話し合いを通してきちんと吃音に向き合わせるのが難しい場合があり、ネガティブに気づかせてしまうリスクもあります。

■パペットを用いて吃音の自覚を推定する場合（幼児期）

　話して理解させるのが難しい幼児期は、パペットを用いて推定する方法（Ezrati-Vinacoure, Platzky, Yairi, 2001）があります。これは確実に判断できる方法ではありませんが、気持ちに負担をかけずに「自分の話し方（吃音）をどんな風に感じているか」を推定することができます。

［実際の方法（手順）］
　子どもに対して、2つのパペットが同じことば（単語）を言います。一方は流暢に話し、他方はどもって話します。

　　　　指導者が：「2人は同じだった？違った？」
　　　　子ども　：「同じ」→話し方の違いを認識できていない
　　　　子ども　：「違う」→話し方の違いを認識できている
　　　　　　　　　　　　　＝自分の話し方に置き換えることができる可能性がある
　　　　　　　　　　　　　→例の教示2〜6に対する反応や表情から吃音の自覚を推定できる場合があります。

　　例）「ひこうき」の絵カードに対して
　　　　パペットA：「ひこうき」
　　　　パペットB：「ひ、ひ、ひ、ひこうき」
　　　　　　　　　　（子どもの吃音症状と同じにする。吃音がブロック中心であれば、Bはブロック症状で「ひこうき」と刺激します。また、極端などもり方にならないよう注意する）
　　　　教示1：AとBは同じだった？それとも違った？
　　　　反応　「同じ」と答えた場合→「飛行機」という意味を評価し、話し方の違いに気づけなかったことになります。
　　　　　　　「違う」と答えた場合→「飛行機」という意味情報よりも、話し方の違いに気づけたことになります。
　　　　　　　　　　　　　　　　　＝どもったことに気づける可能性がある。
　　　　教示2：●●くん（ちゃん）はAとB、どっちがいい？
　　　　教示3：どっちの話し方がいい？
　　　　教示4：●●くん（ちゃん）とおんなじになるのはどっち？
　　　　教示5：●●くん（ちゃん）とおんなじ話し方になるのはどっち？
　　　　教示6：（どもった方の）Bと同じような言い方になるときある？

　　　　　＊教示2（間接的質問）→6（直接的質問）：子どもの様子に合わせます。

■話し合いで推定する場合（小学校2〜3年生以降）

　小学校高学年くらいになると、話し合って吃音に向き合わせることができます。しかし、友達からの指摘などで、すでに吃音をネガティブに意識している可能性があることに留意しなければなりません。ポジティブな気づきに変えたり、そう気づかせるように導くことが大切です。

吃音の自覚と程度を推定する（学童期の適用例）

吃音の自覚の有無	セラピスト	お父さんとお母さんの声って聞けばすぐわかるよね。
	子ども	うん、すぐわかるよ、だって毎日きいてるもん。
	セラピスト	2人の声って同じ？
	子ども	違う。
	セラピスト	何が違うの？
	子ども	お父さんは太い声で、お母さんは優しい声、時々こわい声になるときもあるけど。
	セラピスト	そうかあ、○○くんはお父さんとお母さんのこと好きですか？
	子ども	ハイ！
	セラピスト	そうかあ、じゃあ、○○くん、自分の声ってどう思う？　お友達と同じ？　それとも違う？

吃音の自覚の程度	セラピスト	○○くん、声がつかえる（デコボコになる）とき、どんな風になるの？
	子ども	ピョンピョン飛び跳ねるようになる。
	セラピスト	どんな風に？
	子ども	こんな感じ（座りながら跳ねる動作をする）。
	セラピスト	なんかいそがしそうだね。○○くんは、こんなふうになると、お話ししにくいんじゃないの？
	子ども	ううん、そんなことないよ／ちょっとだけ、言いにくけどね／うん、すごく言いにくい
	セラピスト	お友達とおしゃべりするときは、どう？
	子ども	大丈夫／気になるけど、大丈夫／つかえるからあまり話したくない

＊吃音をネガティブなイメージに誘導しないように配慮する。

小3 11 中村勝則の方法
元・東京都西東京市立保谷小学校　教諭

設備
- 指導室3室、プレイルーム、フリースペース、聴力検査室、箱庭室、職員室、収納空間
- 通常教室2部屋分の広さ
- 東京都の場合、学級数＋1が教員数であり、ことばの教室2学級分の施設設備

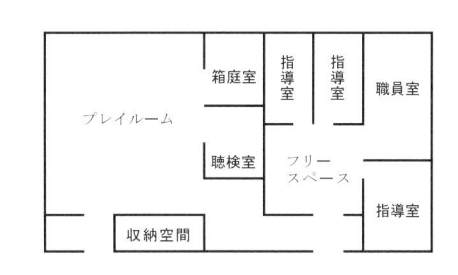

教材
- 単語、短い文の表現読みカード（自作）
- メトロノーム
- リズム楽器
- 口が動かせる人形（フォークスマニス・パペット　購入は『トロル』(042-392-5304)。カタログを取り寄せ、注文すると、好みの人形が手に入ります。
- 国語の教科書　・しりとり　・さよならさんかく　・絵かき歌
- 『ぱたかぽとこうた』（ことばを育む会）
- リズミカルな児童詩　・短い童話
  ＊以下の教材などは資料としてこの項の最後に掲載
- いま、わたしの　はなしかたは？（自作）　・こんな時、どんな顔（自作）
- 『吃音のある学齢児のためのワークブック』（学苑社、2015）
- 『どもってもいいんだよ』（ことばの臨床教育研究会）
- 『どもるってどんなこと　第2版』（ことばの臨床教育研究会）
- すごく！すごろく（ことばの臨床教育研究会）

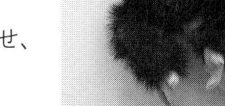

私の方針

　私は、吃音にこだわるのではなく、その子自身にこだわります。吃音があってもその子がその子らしく生き生きと生活してほしいと考えているからです。それには、自分に対する自信が必要だと考えています。子どもの得意（生き生きする取り組み）を見つけ、それを家族や在籍学級担任と共有していきながら、子どもの自尊感情をしっかり育てることが私の指導の基盤です。その上で、保護者や在籍学級担任と連携して、吃音を客観的にとらえる力、吃音によって生じるさまざまな困難に対処する力、話し方をコントロールする力を育てるようにしています。このような支援の中で「どもるから・・できない」ではなく、「どもっていても、大丈夫」の心を子どもがあれこれ悩みながらも育んでくれることを願っています。

ケース 引き継いだ子どもとの臨床初期のあり方 [小3、女の子]

```
0分         15分           30分          60分           70分
[1]吃音に関して自由  [2]流暢な発話    [3]自由活動      [4]保護者面談
   会話         表現遊び      二人グループ
```

*現在の指導構成

*2人グループは、同時間通級の4年男子と。この活動の中で、吃音に関する相談や知識理解などが自然になされている。なお、ゲーム・調理・表現遊びが主な活動。

① はじめに

　ことばの教室では、担当者が替わり、子どもの指導を引き継ぐことがわりと多いものです。前担当者の記録から、子ども像や吃音像、今までの指導の内容などは、子どもと出会う前におおよそわかります。参考になることも多々あります。けれども、子どもにとっては初対面の出会いです。そして、新しく担当になった私にとっても初めての出会いです。文字に書かれた子どもは薄っぺらですが、目の前にいる子どもはまさに生きています。私との関係がどのようなものになるか、どのようなもにしたいか、期待しながら、不安がりながら、私の前の椅子に座っています。ですから、笑顔での挨拶で始めます。「こんにちは。今度、Mさんと一緒に話し方のことを勉強することになった中村です。よろしく」

② 自己紹介

　幸いMさんは、人に対する信頼感が豊かに育ったお子さんでした。このことだけで親御さんの愛情が豊かに注がれていることが感じ取れます。参考までに、指導の折に、「私の家族の絵、描いてあげるね」と言ってMさんが描いてくれた家族画を紹介しておきます。家族構成が一目瞭然です。Mさんは4人きょうだいの長女、お家は食堂です。このことからも、Mさんが自立心たくましく育っていることが感じられますし、時には寂しい思いもしているだろうことも推察されます。
　さて、私の挨拶を受けて、Mさん、

M　私は、○○小学校3年のMです。よろしくお願いします。

と、数カ所の語頭を詰まらせた後、数回繰り返しながら、けれども、ハキハキと挨拶を返してくれました。

中村　3年生か。クラス替えがあったかな。
M　ハイ。
中村　どんなクラス。
M　まだよくわからないけど、仲良しが一緒。
中村　それは良かったね。先生は優しい？

M　（ちょっと考えて）どちらかというと、こわい。怒ると・・・
中村　鬼のよう？
M　（笑いながら）そう。鬼みたい。（２人で吹き出す）
中村　Mさんの好きなことは何？
M　ダンス。習っているの。この前発表会があったんだ。
中村　へ～。すごい！　見せて！
M　えっ、ここで。恥ずかしいからヤダっ！
中村　じゃ、いつか。
M　わかった。いつかね。
中村　他には？
M　絵を描くことかな。
中村　じゃ、後で描いてもらおうっと。
M　いいよ。
中村　勉強で得意なのは？
M　体育と図工、それに音楽かな。
中村　国語や算数は？
M　算数は、苦手。国語は、嫌いじゃないけど、漢字が覚えられないんだ。
中村　そうか、覚えるのが苦手なんだ。
M　そう。練習してるけれどね。聞いていい？
中村　いいよ。
M　先生って、K先生の替わりでしょ。ことばの教室初めて？
中村　K先生の赤ちゃんが大きくなるまでの替わりだけど、初めてじゃない。
M　そうなんだ。
中村　もう30年ぐらいやってるね。
M　じゃ、おじいちゃんだね。
中村　（声を変えて）年寄りはいたわるんじゃぞ。
M　（笑う）

③　吃音と今までの指導について

　　気持ちが和んだのを見計らって。

中村　ところで、Mさんは、<u>どうしてことばの教室に通っているの？</u>
M　ことばがうまくでないときがあるから。
中村　そうか。うまくでないときがあるんだ。何年生から来ているの？
M　１年生。
中村　１年生のときから通っているんだ。何先生と勉強してたの？

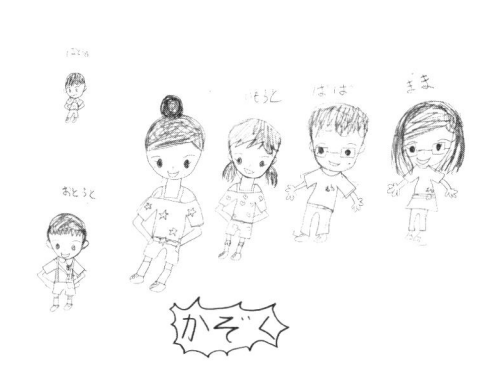

M　1年生のときも、2年生のときもR先生。

中村　どんなことしたのかな。

M　よく覚えていないけど、遊んで作文書いたり、お腹でする息をしたり、本を読んで話したり……。

中村　どんな本読んだの？

M　話し方……何ていったかな？

中村　吃音かな、どもるかな？

M　どもるだったと思う。

中村　Mさんのような話し方を言うことばだね。

M　（そうなんだという表情から、Mさんにとってはあまりぴんと来なかったのかと感じた）

中村　ことばの教室での勉強は楽しかった？

M　プレイルームで遊んだり、絵を描いたりするのは面白かったけど、お腹でする息は、嫌だった。

中村　そうか。じゃ、お腹でする息は、今年はやりたくないかな？

M　できれば……。

中村　じゃ、何をしたい？

M　プレイルームで遊んだり、絵を描いたりがいい。

中村　話し方の勉強は？

M　するよ。ちょっと。（と、笑う）

中村　そのちょっとの勉強を先生と一緒に考えていこうか。

M　わかった。じゃ、プレイルームに行こう。

中村　その前に、してほしいことがあるんだけど、いいかな。

M　いいよ。すぐ終わるでしょ。

④　Mさんのとらえている自分の話し方について

「いま、わたしのはなしかたは？」（右図）によってMさんのが自分の話し方についてどのようにとらえているかを聞きました。ことばだけで尋ねるよりもこのような素材があると、子どもは話しやすくなるようです。

中村　ここに、Mさんの今の話し方はどんな顔をしているか描いてみて。

M　わかった。（と、しばらく考えてから、サッサと描く）

中村　これは、どんな顔なのかな？

M　ことばを言っている顔。つっかからないように言いたいと思っている。言いたいけど、言えないことがある。たとえば、アイスって言うとき、つっかかるなと

思うと言いたくなくなる。でも、言う。その方が、気持ちが楽。別なことを言うと、嫌な気持ちになる。（このような状況は）そんなに多くはないけれど。

中村 あいうえおのつくことばは、よくつっかかるのかな？（会話中も頻度が比較的高いので）

M どちらかというと、苦手。

中村 本を読むときは？

M たまにつっかかるけど、練習すると大丈夫になる。歌は大丈夫。普通に歌える。

中村 Mさんは、自分の話し方のことよく知ってるんだね。

M そうでもないよ。

中村 話し方、どうしたいのかな？

M できれは、つっかからなくなりたい。

中村 そのことをこれから一緒に考えていこうね。

M わかった。（と、言うなり、立ち上がりプレイルームへ）

会話を進めるテクニック

　Mさんはとても話しやすいお子さんでした。先にも書きましたが、ご両親の豊かな愛情に包まれて育っていることがまず第一に考えられます。そして、これまでの2年間の指導によって、（ことばの教室では）吃音をオープンに語れる姿勢が培われてきたからだと考えます。ですから、私もオープンに話すことができました。話し合いの中では、目の前にいる子どもの心が直に伝わってくるものです。顔の表情であったり、体の動きであったり、ことばの調子であったりです。同時に、私の心も子どもの心に伝わります。お互いがお互いに左右されながら、会話は進みます。このように考えているので、「無理をしない」ことを心がけています。

　子どものことばには、背景となるものがあるはずですが、それはもしかしたらことばになるとはかぎらないものかもしれません。私は尋問官ではないので、必要以上に子どもの心に深入りはしないようにしています。その時に語られる子どものことばの真意を推察しながら、子どもが今楽に語れることを語ってもらう姿勢です。このような姿勢で臨みながらも、最初の出会いのときには、吃音についてオープンに話せる場としてのことばの教室を印象づけるようにしています。また、嫌は嫌と言える場であるということも感じてほしい思っています。

　これは1つのテクニックですが、ことばだけでは話しを進められないタイプのお子さんもわりといますから、「いま、わたしのはなしかたは？」（140ページ参照）のような子どもからことばを引き出す教材や子どもの好きなものに応じた教材（たとえば、口を動かせるぬいぐるみ）をすぐに手に取れるところに用意しておきます。

⑤ 保護者との面談

　前担当者との面談記録があり、吃音に関するほとんどの情報は、すでに入手済みの状態です。もう少し具体的にしておきたいと思われた場合は、その点を尋ねることはありますが、引き継ぎの場合には、過去ではなく今からを起点に面談を進めるようにしています。
　Mさんの場合は、父親が送り迎えをしてくれています。お店は開いていますから、その合間にです。来室時は校門まで、帰宅時は教室まで迎えに来てくれます。その間、母親はお店の番と弟の世話をしています。

初回面談（お迎えのとき、父親と）

中村　初めまして、今年度Mさんを担当することになった中村と言います。よろしくお願いします。

父親　初めまして、Mの父親です。よろしくお願いします。

中村　明るくていいお子さんですね。ダンスをしているそうですが。

父親　いや、気が強い子です。ダンスは好きで１年生のときから習っています。この前発表会があって、ま、それなりに……（と、にこやかに語られる）。

中村　今日から指導を始めましたが、Mさんは自分の話し方のことをとてもよくわかっていますね。どもりたくないという思いもあるようですが、よくしゃべってくれますね。

父親　家でもおしゃべりです。

中村　今年度は、３つの視点で指導を進めていきたいと思っています。１つは、吃音に対する理解を深める。自分の吃音のことや一般的な知識について話し合っていきたいと思います。２つ目は、話し方が少しでもなめらかになるような取り組みです。３つ目は、Mさんの希望に応じた活動です。これは、コミュニケーションスキルを高めたり、自分に対する自信を育てたりするものです。いかがでしょうか。

父親　専門的なことはよくわかりませんから、お願いします。

中村　わかりました。進める中で、何かありましたら話し合っていきましょう。

父親　わかりました。よろしくお願いします。

> ### 保護者の信頼を得るポイント
>
> 　基本的には子どものときと同様、「無理をしない」ことを、そして、「一般論を押しつけない」ことを心がけています。家庭の事情はさまざまです。それぞれの家庭の状況に合わせながら、面談を進めることが大事であると思うからです。Mさんの親御さんの一番の心配は、「どもることでいじめられたり、ばかにされたりするのではないか」ということです。そして、それは、「吃音にしてしまった親の責任」という思いが拭い取れずにあるからです。「親のせいではない」と言うことは簡単ですが、ことばによって思いが完全になくなることはあり得ないのではないでしょうか。吃音について話すことも必要ですが、それ以上に、子どもの長所や得意を伝え親御さんの子育てを褒めることが大切だと考えています。<u>養育に対する自信は子どもの自信に直結すると思うからです。</u>

▶本児に対する長期目標と中期目標

長期目標（指導・支援の最終目標）

　本児：①吃音に対する肯定的な受容を深め、吃音に関してオープンに語れる姿勢を身につけ、自らの生活の場をコミュニケーションしやすい環境に整えられるようになる。
　　　　②吃音に対するからかいやいじめが生じた際に、主体的に対処する力を育てる。

　家庭：①本児の長所を伸ばし、自己肯定感を育てる養育を支援する。
　　　　②吃音および本児の吃音に関する理解を深め、吃音に関してオープンに語れる家庭環境を整える。

　学校：①吃音および本児の吃音に関する理解を図り、本児が自分の話し方を肯定的に受容できるようなコミュニケーション環境を整える。
　　　　②本児の長所を伸ばし、自己肯定感を高める支援を依頼する。

中期目標（本年度の目標）
　①本児の吃音、並びに発達の実態を適切に把握し、在籍学級担任、保護者と共通理解を図る。
　②吃音に関する理解を深め、自分の話し方に関する客観的理解を高める。
　③発話流暢性を高める。
　④自己肯定感を育み、吃音に対する耐性を高める。
　⑤本児が安心してコミュニケーション活動を行なえるように在籍学級担任、保護者と連携し環境の調整を図る。

▶コミュニケーション態度自己評価質問紙（中村・大橋試案、協同医書出版社、2001）に関する考察

「コミュニケーション態度自己評価質問紙」（中村・大橋試案）は、日本で作られたコミュニケーション態度の自己評価を行なう質問紙です。『吃音・流暢性障害のある子どもの理解と支援』（小林宏明・川合紀宗編著　学苑社、2013）などにも紹介されていますから、ご存じの方も多いと思います。使い勝手が良く、評価も簡便にできる重宝な評価用具のひとつです。

　掲載した表は、クラス替え後、ほぼ1ヵ月まだクラス作りの途中の5月とクラスが安定した9月の評価です。Mさんの自己評価の変化がよくわかると思います。ただことばの教室の指導のみによってこのように変化したとはとらえられないと考えます。3年生に成り立ての5月と夏休みを過ぎてからの9月では、子どもの心の成長が違います。新しかったクラスにも馴れて、クラスのコミュニケーション環境も変化しています。そして、その日その日の人とのかかわりがコミュニケーションに対するMさんの評価に反映されもします。そのような背景を考察しながら、読み取ることが必要だと考えます。そして、事後の会話によって具体的な背景を確かめることも大切です。Mさんにつけてもらった後の会話を少し紹介します。

5月　**中村**　（担任の）先生と話すのは嫌いなの？
　　　M　（担任の）先生と2人で話すのは嫌。先生とても怖いから。
　　　中村　電話はどうして？
　　　M　相手が長電話するのが嫌だから。
　　　中村　知ってる人への挨拶は緊張するんだ？
　　　M　（その人に）気づかないときもあるから。

9月　**中村**　授業中本読んだり、意見を言ったりするのはあまりしないんだ。どもるから？　それとも、勉強が苦手だから？
　　　M　うーん……、両方かな。
　　　中村　お父さんやお母さんと話せてないの？
　　　M　お店、忙しそうだから。

コミュニケーション態度自己評価尺度　個人データ

場面	好嫌反応	緊張反応	回避反応
父親と話す			
母親と話す			
友達と話す			
先生と話す			
授業中、質問に答える			
授業中、質問する			
国語の時間に本を読む			
話し合いで意見を言う			
みんなの前で話をする			
知っている人に挨拶をする			
電話で話す			

※下位25％　50％　上位25％

話し手としての自己評価	おしゃべりでない — おしゃべり / 友達よりも話すのが下手 — 上手 / もっと上手に話したい — 思わない
吃音症状の自覚	声の調子が変な時がある — ない / 困難な語がある — ない / 〃（音読時）— ない / 氏名に一貫性がある — ない / 困難な語を言い換える — ない

※パーセンタイル値は，非吃音児群（N＝292）から算出した．

─── ：5月
------ ：9月

菊池の視点

　中村先生の特色は、最初の出会いのときに、吃音についてオープンに話せる場としてことばの教室を印象づけていることです。保護者にも、今後の方針を説明し、養育の自信をつけることが信頼を得るポイントです。

資料

コミュニケーション態度自己評価質問紙

（中村・大橋試案）［出典：日本聴能言語士協会講習会実行委員会編（2001）『アドバンスシリーズ／コミュニケーション障害の臨床2吃音』協同医書出版社，166-122.］

1．実施方法

　この質問紙法は自己評価が可能と思われる小学校3年生以上を実施対象とするものであるが，2年生でも回答が可能であれば参考までに実施するのがよい．指導者が対象児に質問項目を一つひとつ読んであげて，回答を質問紙に書かせる方法と，質問紙を対象児に与え，それを自分で読み，回答を書くという方法がある．どちらの方法がよいかは実施対象の子どもの反応をみてから決める．回答に時間制限はない．

2．評価法

　各質問項目の回答に対して5段階評定を行い，コミュニケーション態度としてポジティブの方から順に5～1点をそれぞれ与え，数量化する．そのデータを個人データ票を使用し整理すると，その子どものコミュニケーション態度に関して参考とすべきプロフィールが描ける．

　なお，このデータ票の各反応カテゴリーの3本の点線は小学校3～6年生非吃音児292名（男女同数名）から算出したパーセンタイル値を示すものである．これにより，対象の吃音児のコミュニケーション態度は非吃音一般児のそれと比べるとどのような傾向を示しているかを知ることができる．

3．質問項目の内訳け（数字は項目番号）

	反応カテゴリー		
場面（計33項目）	好嫌反応	緊張反応	回避反応
父親と話す	16	11	28
母親と話す	40	31	38
友達と話す	2	26	8
先生と話す	10	37	15
授業中質問に答える	19	25	39
授業中質問する	34	14	42
国語の時間に本を読む	5	7	17
話し合いで意見を言う	13	9	33
みんなの前で話をする	23	29	18
知っている人に挨拶をする	36	3	12
電話で話す	27	35	32
話し手としての自己評価（計3項目）			
おしゃべりでない	1		
友達よりも話すのが下手	24		
もっと上手に話したい	20		
吃音症状の自覚（計5項目）			
声の調子が変な時がある	30		
困難な語がある	43		
音読時に困難な語がある	4		
氏名に一貫性がある	22		
困難な語を言い換える	6		

対人的なコミュニケーション感情に関する21，41，44の3項目の評価点は本票に記載しない．

コミュニケーション態度自己評価――質問紙（小学3-6年生用）

| 年　　　組 | 男・女 | たんじょうび | 年　　月　　日 | |

　きょうは、みなさんがはなすときのようすを しらべたいとおもいます。これは テストやクイズではありませんから、ただしいこたえ・まちがったこたえはありません。
　先生が もんだいをひとつずつよみますから、じぶんにあてはまるこたえに〇をつけてください。
　もし こたえをかきなおしたいときは、はじめのこたえに×をつけてから あたらしいこたえに〇をつけてください。けしゴムをつかってはいけません。
　わからないことがあったら、手をあげて 先生にきいてください。

れんしゅう

ア. コアラは すきですか。	だいすき	すき	どちらでもない	きらい	だいきらい
イ. テレビで コアラをみたことが ありますか。	よくある	ときどきある	どちらでもない	ほとんどない	ぜんぜんない
ウ. コアラは かわいいと おもいますか。	たいへんおもう	すこしおもう	どちらでもない	あまりおもわない	ぜんぜんおもわない

1.	じぶんは おしゃべりだと おもいますか。	たいへんおもう	すこしおもう	どちらでもない	あまりおもわない	ぜんぜんおもわない
2.	友だちと おしゃべりするのは すきですか。	だいすき	すき	どちらでもない	きらい	だいきらい
3.	しっている人に あったとき、じょうずにあいさつができるかどうか しんぱいになりますか。	いつもなる	ときどきなる	どちらでもない	ほとんどならない	ぜんぜんならない
4.	こえをだして 本をよんでいるとき、よみにくいなあとおもうことばがありますか。	たくさんある	すこしある	どちらでもない	ほとんどない	ぜんぜんない
5.	国語のじかんに ひとりで本をよむのは すきですか。	だいすき	すき	どちらでもない	きらい	だいきらい
6.	はなしているとき、いいにくいことばを いいやすいことばに かえることがありますか。	よくある	ときどきある	どちらでもない	ほとんどない	ぜんぜんない
7.	国語のじかんに ひとりで本をよむとき、じょうずによめるかどうか しんぱいになりますか。	いつもなる	ときどきなる	どちらでもない	ほとんどならない	ぜんぜんならない
8.	友だちに はなしたいことがあっても いわないことがありますか。	よくある	ときどきある	どちらでもない	ほとんどない	ぜんぜんない
9.	クラスのはなしあいで じぶんのいけんをいうとき、かたくなりますか。	いつもなる	ときどきなる	どちらでもない	ほとんどならない	ぜんぜんならない
10.	学校の先生と ふたりではなしをするのは すきですか。	だいすき	すき	どちらでもない	きらい	だいきらい
11.	おとうさんと はなしをするとき かたくなりますか。	いつもなる	ときどきなる	どちらでもない	ほとんどならない	ぜんぜんならない
12.	しっている人にあっても あいさつをしないことが ありますか。	よくある	ときどきある	どちらでもない	ほとんどない	ぜんぜんない
13.	クラスのはなしあいで じぶんのいけんをいうのは すきですか。	だいすき	すき	どちらでもない	きらい	だいきらい
14.	じゅぎょうで 先生に しつもんするとき、かたくなりますか。	いつもなる	ときどきなる	どちらでもない	ほとんどならない	ぜんぜんならない
15.	学校の先生に はなしたいことがあっても いわないことがありますか。	よくある	ときどきある	どちらでもない	ほとんどない	ぜんぜんない
16.	おとうさんと はなしをするのは すきですか。	だいすき	すき	どちらでもない	きらい	だいきらい
17.	国語のじかんに 先生が「だれか本をよんでください」といったとき、すすんで手をあげますか。	いつもあげる	ときどきあげる	どちらでもない	ほとんどあげない	ぜんぜんあげない
18.	クラスのみんなの前で はっぴょうしたいときは、すすんで手をあげますか。	いつもあげる	ときどきあげる	どちらでもない	ほとんどあげない	ぜんぜんあげない
19.	じゅぎょうで 先生のしつもんにこたえるのはすきですか。	だいすき	すき	どちらでもない	きらい	だいきらい
20.	もっとじょうずに はなせたらいいのになあと おもいますか。	たいへんおもう	すこしおもう	どちらでもない	あまりおもわない	ぜんぜんおもわない
21.	あなたがはなしているとき、まわりの人は しずかにきいていますか。	いつもきいている	ときどききいている	どちらでもない	ほとんどきいていない	ぜんぜんきいていない
22.	じぶんのなまえは いいやすいと おもいますか。	たいへんおもう	すこしおもう	どちらでもない	あまりおもわない	ぜんぜんおもわない

23.	クラスのみんなの前で はなしをするのは すきですか。	だいすき	すき	どちらでもない	きらい	だいきらい
24.	じぶんは 友だちよりも はなすのが じょうずだと おもいますか。	たいへんおもう	すこしおもう	どちらでもない	あまりおもわない	ぜんぜんおもわない
25.	じゅぎょうで 先生のしつもんにこたえるとき、かたくなりますか。	いつもなる	ときどきなる	どちらでもない	ほとんどならない	ぜんぜんならない
26.	友だちと はなしをするとき、かたくなりますか。	いつもなる	ときどきなる	どちらでもない	ほとんどならない	ぜんぜんならない
27.	でんわで 人とはなしをするのは すきですか。	だいすき	すき	どちらでもない	きらい	だいきらい
28.	おとうさんに はなしたいことがあっても いわないことがありますか。	よくある	ときどきある	どちらでもない	ほとんどない	ぜんぜんない
29.	クラスのみんなの前で はなしをするとき、かたくなりますか。	いつもなる	ときどきなる	どちらでもない	ほとんどならない	ぜんぜんならない
30.	じぶんの こえのちょうしが へんだなあと おもうことがありますか。	よくある	ときどきある	どちらでもない	ほとんどない	ぜんぜんない
31.	おかあさんと はなしをするとき かたくなりますか。	いつもなる	ときどきなる	どちらでもない	ほとんどならない	ぜんぜんならない
32.	じぶんから 友だちに でんわをしますか。	よくする	ときどきする	どちらでもない	ほとんどしない	ぜんぜんしない
33.	クラスのはなしあいでは すすんで いけんをいいますか。	いつもいう	ときどきいう	どちらでもない	あまりいわない	ぜんぜんいわない
34.	じゅぎょうで 先生にしつもんをするのは すきですか。	だいすき	すき	どちらでもない	きらい	だいきらい
35.	でんわで 人とはなすとき、かたくなりますか。	いつもなる	ときどきなる	どちらでもない	ほとんどならない	ぜんぜんならない
36.	しっている人にあったとき、あいさつをするのは すきですか。	だいすき	すき	どちらでもない	きらい	だいきらい
37.	学校の先生と ふたりではなしをするとき、かたくなりますか。	いつもなる	ときどきなる	どちらでもない	ほとんどならない	ぜんぜんならない
38.	おかあさんに はなしたいことがあっても いわないことがありますか。	よくある	ときどきある	どちらでもない	ほとんどない	ぜんぜんない
39.	じゅぎょうで こたえがわかったときは、すすんで手をあげますか。	いつもあげる	ときどきあげる	どちらでもない	ほとんどあげない	ぜんぜんあげない
40.	おかあさんと はなしをするのは すきですか。	だいすき	すき	どちらでもない	きらい	だいきらい
41.	じゅぎょうで 先生がじぶんをささなければいいなあと おもいますか。	いつもおもう	ときどきおもう	どちらでもない	あまりおもわない	ぜんぜんおもわない
42.	じゅぎょうで わからないことがあっても、しつもんしないことがありますか。	よくある	ときどきある	どちらでもない	ほとんどない	ぜんぜんない
43.	つっかえて いいにくいなあとおもうことばが ありますか。	たくさんある	すこしある	どちらでもない	ほとんどない	ぜんぜんない
44.	まわりの人に、もっと じぶんのはなしをきいてほしいと おもいますか。	たいへんおもう	すこしおもう	どちらでもない	あまりおもわない	ぜんぜんおもわない

コミュニケーション態度自己評価尺度　個人データ

| 氏名 | （男・女） | 学年 | 小学校　　年生 | 担任の先生 | 　　　先生 |

場面	好嫌反応	緊張反応	回避反応
	（嫌い）　　　　　（好き）	（多）　　　　　（少）	（多）　　　　　（少）
	1　2　3　4　5	1　2　3　4　5	1　2　3　4　5

父親と話す
母親と話す
友達と話す
先生と話す
授業中、質問に答える
授業中、質問する
国語の時間に本を読む
話し合いで意見を言う
みんなの前で話をする
知っている人に挨拶をする
電話で話す

※下位25%　50%　上位25%

話し手としての自己評価	おしゃべりでない ── おしゃべり 友達よりも話すのが下手 ── 上手 もっと上手に話したい ── 思わない
吃音症状の自覚	声の調子が変な時がある ── ない 困難な語がある ── ない 〃（音読時） ── ない 氏名に一貫性がある ── ない 困難な語を言い換える ── ない

※パーセンタイル値は，非吃音児群（N＝292）から算出した．

教材

● ことばの臨床教育研究会編 4つの教材（NPO全国言友会連絡協議会のサイトで購入可能）

いずれの教材も個別指導でもグループ指導でも活用が可能です。特に、『すごく！すごろく』はグループ指導も想定して作成されたものです。なお、絵本は、1回ですべてを読み通すのではなく、子どもと語り合いながら子どもが自分と吃音の関係を考えられるように読み進めることをお薦めします。

①『どもってもいいんだよ』2003年発行

3年生以上の子どもを想定して吃音に関してオープンに語り合うためのベース作りのために開発された教材です。「どもってもいいんだよ」と題されていますが、これは、子ども自身がそのような思いを抱くようになってほしいなとの願いからのものです。吃音のある子が遭遇するいくつかの場面を読み聞かせる中で、「ぼくもそうだった」「私にもこんなことあった」と子どもが自発的に語り出してくれます。その吃音に対する子どもの思いを受け入れながら、耳を傾けることがこの本の基本の使い方です。現場では1年生から発達段階を考慮して使用されています。

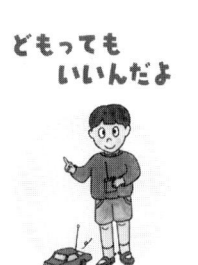

②『どもるってどんなこと』2014年改訂2版発行

吃音に関する知識絵本として3年生以上の子どもを対象として作成されたものです。吃音の基本的知識を伝えるためには最適です。知識だけではなく、自分として吃音をどのように考えたらよいのかの示唆も盛り込まれています。

吃音の波の説明から、自分の波を調べてグラフにした子どももいました。自分の吃音を客観的に見るための姿勢を育てることにも一役買ってくれるものです。

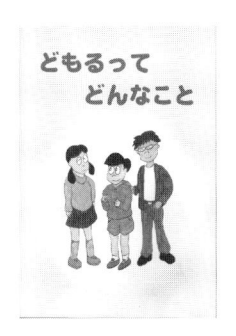

③『中学生になるきみへ』2010年発行

表題の通り進学を控えた6年生に中学校生活に対する心構えを示すものです。未知のことに対する不安が軽くなることで、中学生になってから吃音にどのように対処するかを考えるゆとりが生まれてくれることを願って作成されたものです

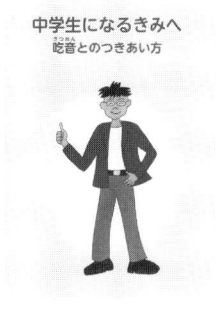

④『すごく！すごろく』2012年作成

遊びながら自分の吃音のことを語ったり、自分のことを語ったり、表現遊びを楽しんだりする教材です。吃音に関する知識をそれなりにもち、自分の吃音を語れるようになってきた子どもと遊びながら、オープンに語る力を育てるものです。

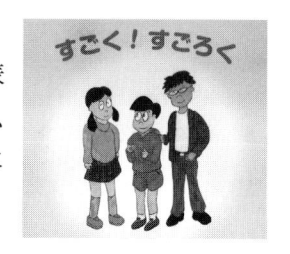

●『いま　ぼく（わたし）のはなしかたは？』（自作教材）

その時その時の子どもが感じている自分の話し方に対する思いや吃音の状態を尋ねるための教材です。子どもに顔を描いてもらい、その表情の意味を尋ねたり、その訳を尋ねたりします。子どもが自分で書くというときもありますが、子どものコメントは指導者が聞き書きしていきます。

●『こんなとき、どんなかお』（自作教材）

吃音によって生じるからかいやいじめ、あるいは親の発言に対する子どもの思いや考えを尋ねる教材です。顔の表情を描いてもらい、その表情の意味やその訳を尋ねます。顔を描くことが苦手な子どももいますので、負担にならないように顔絵のものを男の子用女の子用の後ろに印字してあります。

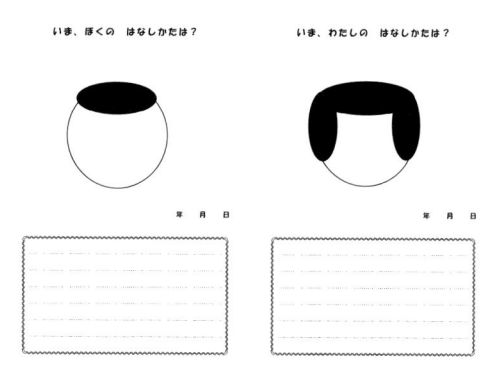

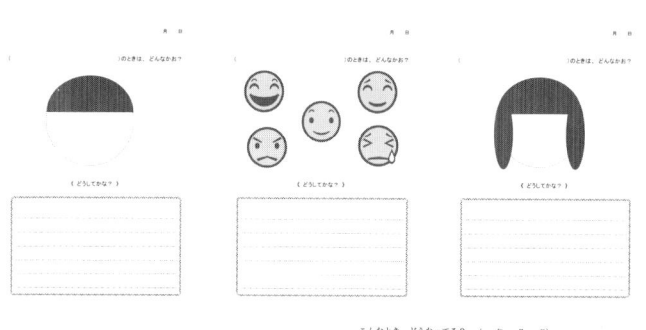

●こんなとき、どうなってる？（自作教材）

自分の吃音症状を客観的にとらえていくための教材です。自分の吃音をしっかり認識することで、どもることへの恐れを軽くする一助とします。そして、そこから対処を工夫する力が生まれると考えてのものです。

以上紹介した教材を作成するにあたり、次の本を参考にしました。
『吃音のある学齢児のためのワークブック―態度と感情への支援』
　　　　　　　　　リサ・スコット編　クリスティン・A・クメラ／ニーナ・リアドン著
　　　　　　　　　　　長澤泰子監訳　中村勝則／坂田善政訳（学苑社、2015）

小3

横浜市立八景小学校難聴・言語障害通級指導教室　教諭
12 吉田麻衣の方法

設備
・指導室（約20㎡）にテーブルと椅子
・プレイルーム（約50㎡）に遊具類

教材・準備物
・吃音検査法
・必要に応じて、PVT-R、HTPテスト、紙と鉛筆、など

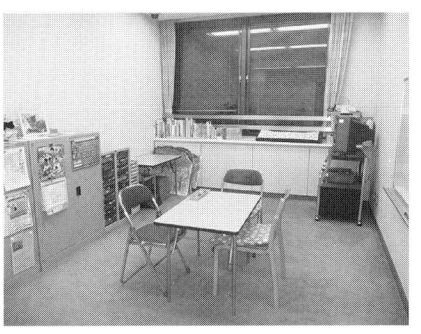

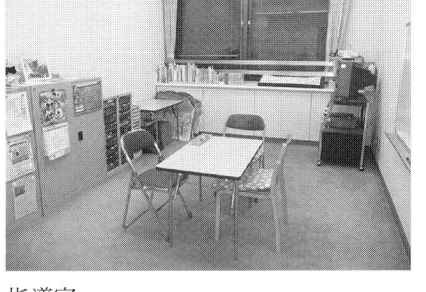

指導室

プレイルーム

私の方針

（1）人を育てる――子どもの全体をみる

　教育は人を育てることが目的です。ことばの教室では、言語やコミュニケーションの課題の改善・解消をはかることを目指しますが、そのことを通して人を育てていくことが最大の目的だと考えています。人を育てるには、子どもの全体をみることと、発達という視点から長い目でみていくことが必要になります。そのような考えから、初回面談では、吃音症状だけではなく、言語・コミュニケーション面や心理面など、子ども全体の評価を行なうようにします。

（2）関係づくり

　初回面談では、子どもとの「関係づくり」を重視したいと考えています。吃音について「この人になら話してもいいかな」と、子どもに思ってもらえるようにすることが、その後の指導の展開にも大きくかかわっていくと思われるからです。

　話すことに負担感のある子どもについては、初回では無理をせず、吃音症状の評価よりも関係づくりを中心にする場合もあります。無理をさせたために、話すことの負担感が増してしまったり、通級への意欲が下がってしまったりする場合もありますので、初回面談でどこまで求めるか、会ってやりとりしている中で慎重に判断していく必要があると考えています。

> **ケース** 初回面談で話さず筆談で応じた男の子との関係づくり ［小３］

0分　　　　　　　　　　　　　　　　　　　　　　　　　　　　　　　45～60分

［1］教育相談の結果を把握する　→　［2］プレイルームでの活動（児童）　→　［3］指導室での面談（児童）

＊保護者は別室で並行して、他の担当者と保護者面談を行なっています。主訴や、言語発達を中心とした発達の経過、家庭や学校での様子などについて聴き取ります。そして、通級指導教室についてのガイダンスも行ないます。

［1］ 教育相談の結果を把握する

　　主訴や吃音の症状を中心に言語・コミュニケーションや発達の経過や様子などについて、把握します。

［2］ プレイルームでの活動

　　子どもの表現や、やりとりの様子を把握するために、はじめに大きな「枠」の中で自由な活動ややりとりを促します。

吉田　最初に大きなお部屋に行ってみようか。
Ａ　　……（ニコニコしながら、軽い足取り）
吉田　遊んでみたいもの、あるかな？
Ａ　　……（大きなバルーンやターザンロープにそっと触れるが、すぐに離れる）
吉田　（教材コーナーに誘い）こっちも見てみる？
Ａ　　……（うなずいてついて来て、ニコニコしながら教材を見渡している）
〈中略〉
（Ａくんが声を出さないので、答えやすそうな質問に変更）
吉田　友達とはどんなことして遊ぶのかなぁ？
Ａ　　……（ニコニコしている）
吉田　ドッジボールとかもするの？
Ａ　　……（照れくさそうにニコニコしている）
〈中略〉
<u>（はじめから自由に過ごす（自分を出す）のには負担があるのかと思い、「枠」を小さくして活動することに変更。）</u>
吉田　じゃあ、また後でここに戻ってこよう。先に先生のお部屋に行ってみようか。
Ａ　　……（ホッとしたように、うなずき、移動）

[3] 指導室での面談

お互いの自己紹介の後、吃音検査法に準じて質問応答を行ないます。

吉田　先生の名前は……（名札を見せて）読めるかなぁ？
A　……（名札を見てニコニコしているが、黙っている）
吉田　3年生じゃ、まだ習ってない漢字かな。「よしだ」って言います。君の名前は？
A　……（声を出さず、かたまっている）
吉田　<u>書いてみる？</u>（と、紙と鉛筆を渡す）
A　……（うなずいて、力強く書く）
吉田　Aくんだね。学校の名前と、何年何組かと、担任の先生の名前を教えてくれる？
A　……（すらすら書いている）
吉田　○○小学校の、3年○組で、○○先生なんだね。家族は誰がいるかな？
A　……（家族の名前をどんどん書く）
吉田　○○ちゃんって、お姉ちゃん？　それとも、妹？
A　うん、妹…。（とても小さな声）
（スタートから約15分、小さな声で話し始める）
〈中略〉
（吃音や通級についての本人の思いや願いをたずねる）
吉田　今日、どうして、ここに来たのかなぁ？
A　……（うつむく）
吉田　何で行くよ、とか、お母さんと話したかな？
A　……（かすかにうなずく）
吉田　お母さん、何て言ってたかなぁ？
A　……（うつむく）
吉田　書いてみる？（と、紙と鉛筆を渡す）
A　……（紙を指ではじく）
吉田　ここはね、ことばの教室っていうところなんだけど、ことばのことで困ってることとか相談したいことがある？
A　……（さらにうつむいて、泣きそう）
吉田　あんまり聞かないでほしかったかな？
A　……（ニコッとして、うなずく）
吉田　そっか。わかった。じゃあ、もうしつこく聞かないね。<u>先生は、ことばの先生だから、ことばのことは何でも相談していいよ。もし、ことばのことで困ることがあったら、いつでも言ってね。一緒に考えるからね。</u>
A　……（しっかり目を合わせて、大きくうなずく）

初回面談で大切にしたいこと

（1）子どもの表現について――ことば以外の表現も大切にすること

　吃音が主訴で来級しているので、担当者の方にも言語症状の評価をしなければと焦る気持ちもあります。しかし、子ども全体をみたときに、ことばというのは子どもの表現の中のある一部なのではないかとも思います。話すことだけでなく、表情や態度などもその子の表現として大切にしていきたいと考えています。子どもはことばで語らなくても、表情や態度で多くのことを語ってくれます。

（2）吃音の話題について――話題の種まきをすること

　初回面談では、必ず、吃音のことについて話題にするようにしていますが、子どもが自身の吃音についてどのようにとらえているかがわからない段階では、あまりストレートにせず、「どうしてことばの教室に来たのかな？」「ことばのことで困ってることがあるかな？」とたずねています。話せる子は、「ことばがつまる」など話してくれて、その後、「どんなときに？」「どんな風に？」など深めていくことができます。

　一方で、「困ってることは全然なーい！」と明るく言い切っていたので、まだあまり自覚はなさそうだから、初回から核心に迫らなくてもよいかなと判断し、「ことばの先生だから、これから困ることがあったら一緒に考えるから、そのときは言ってね」と伝えて次の話題に移ろうとしたときに、突然、「さっき、あ・あ・あってなったの、聞こえた？」と、自分の話し方について話し出した子もいました。

　初回には話題にできなくても、話題の種まきをしておくことは必要だと思っています。そのような意味でも、関係づくりを大切にし、その関係をもとに吃音について話し合いを深めていきたいと考えています。ただ静観するのではなく、話し方について時々たずねたり、小林宏明先生の『学齢期吃音の指導・支援　改訂第2版』（学苑社）の資料を活用したりして、かかわりながら見守っていくと、必ず時機がやってきます。その見通しがあるからこそ、初回には無理をしないで、長い目でみていくことも大切なことではないかと考えています。

▶ 2・3回目の指導で行なっていること――音読（一緒読み）

　Aくんの場合は、後述するように、音読に取り組んだのは、指導開始からしばらく経ってからでしたが、2・3回目の指導では、基本的に音読を行なうようにしています。初回で音読の評価が行なえなかった場合などには、1人で読んでもらうこともありますが、なるべく「一緒読み（斉読・同時音読）」に取り組むようにしています。流暢性の促進や獲得が目的ではなく、吃音について話し合う関係づくりが目的ですので、無理はしないようにします。また、目的について保護者にも子どもにも説明を行ないます。

　一緒に読むことで、タイミングやリズムの取りやすさだけでなく、気持ちの負担を減らすことができます。また、お互いを感じ取りながら、どちらかがリードしたり、また、相手に合わせていったりと、絶妙なやりとりが展開され、担当者と「一緒に創っていく」こ

とが、関係づくりにもさらにつながるのではないかと思われます。

　家庭でも一緒読みに取り組み、「吃音症状が出にくくなった」「読みやすくなった」と驚く親子が多く、「苦労していた音読の宿題が楽になった」というばかりでなく、「通級してよかった」と、通級の効果や通級への意欲や信頼につながった、と言っていただけることも少なくありません。

　また、音読を通して、担当者と子どもとで読み方や話し方について共有できるメリットがあります。同様に家庭でも親子で共有できるようになって、「これまでは吃音について話題にしにくかったけれども、一緒に宿題の音読をするようになって、吃音についてフランクに話し合えるようになりました」というコメントをいただいたこともあります。

まとめ

　Aくんの事例を通してお伝えしたいことは、初回面談では言語症状だけでなく子どもの全体をとらえることと関係づくりを大切にしたいということです。

　Aくんは、話し方について評価されるというのがわかっていて、あえて話さなかったのだろうなと思います。沈黙の時間は担当者にとっても（おそらくAくんにとっても）長く感じられましたが、表情や態度は拒否的ではなく、しっかりと向き合っている感じがありました。話さなくてもAくんの思いがストレートに伝わってくる感じに、とても力のある子だなと、期待感のもてる印象がありました。だからこそ、これから吃音について一緒に考えていく関係をつくっていくためには、話すことに慎重になっている気持ちも受け止め、大事にしていきたいと考えました。

　こちらが子どもを評価しているのと同様に、<u>子どもの方も、この大人は信用できる人か、自分のことを大事にしてくれるか人かどうかを、心配しながらみている面もあるのではないかと思います。だからこそ、真摯に向き合っていきたいと考えています。</u>Aくんが2回目以降、来てくれるだろうかということも心配していましたが、後日、保護者に連絡を入れたところ、「あの時（初回面談）の先生が担当なら、通ってもいい」と言ってくれていたそうで、再会できることをうれしく思いました。

　Aくんの初回面談では、言語症状だけでなく子ども全体をとらえるためにPVT-R（絵画語い発達検査）やHTPテスト（描画テスト）も行ないました。話さなくても言語面や発達面・心理面について評価できるので、子どもの負担を少なくすることができます。AくんはPVT-Rではリラックスしながら、しかし的確なポインティングで答えており、積極的で潔い面も発揮していました。HTPテストでも、迷いの無いしっかりとした線で描いていき、Aくんらしい表現が展開されていました。

　<u>指導が始まると、Aくんは「音読だけはやりたくない」と話していたので、「楽な読み方や話し方が知りたくなったら、言ってね」と伝え、発声のしくみなどについて話題にして、先に知識をもってもらうようにしました。</u>数ヵ月後、自分から「音読をやってみたい」と言い出したのは、自分の吃音について、3年生なりの理解をして3年生なりに超えるこ

とができたのではないかと考えています。いろいろな読み方を体験し、「一緒だと読みやすい！」と安心した様子でした。

その後も吃音について、症状のことや学校での対応、気持ちなど、お互い率直な話し合いを深めていきました。6年生になって、Aくんはスピーチの学校代表に選ばれ、「自分の吃音のことも書いているのに、どもらなかったら説得力がない」と、大勢の前で堂々と自分の話し方でスピーチに臨みました。話すことに慎重だったAくんが、自分の「ことば」で思いや考えを伝えたいと思うようになったのだと思います。大きな成長をみせてくれました。

菊池の視点

吉田先生の特色は、吃音の評価よりは、まず関係づくりを大切にされていることです。初回で吃音のことを語ってくれなくても、「ことばのことで困ることあるかな？」と話題の種まきをすることが有用だと思います。また、学童期の一番の問題の音読をサポートすることは必須と言えるでしょう。

小4 13 川合紀宗の方法

広島大学大学院教育学研究科附属特別支援教育実践センター・国際協力研究科教育文化専攻　教授　CCC-SLP

※CCC-SLP：米国音声言語聴覚協会認定言語療法士

設備　当センターは独立した建物や部屋はない。従って特別支援教育学講座の会議室や相談室、プレイルームなどを使用。小学生の面談に使用する部屋は、成人の面談に使用する部屋と同じで、広さは25m^2。

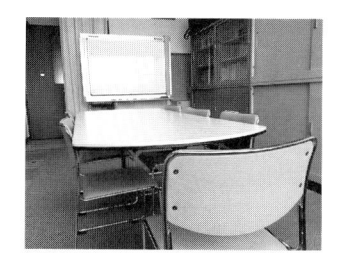

教材・準備物　お子さんとは自由会話、モノローグ（読話）、会話をするための簡単な教材を準備しておく。大学教員としての仕事もあり、独自に教材を作成する時間はないので、既成の教材を使用。

読字時の吃音重症度、読解力、全般的な理解言語能力を把握するための教材：
・白石範孝編『教科書を超えた学力がつく！国語の森　小学4年』（学研、2007）
・総合学習指導研究会編著『小学標準問題集国語4年』（増進堂・受験研究社、2011）

自然発話時の吃音重症度、読解力、全般的な理解・表出言語能力を把握するための教材：
・かるた（例：NHKにほんごであそぼ　絵あわせかるた［エンスカイ、2009］）
・親がわが子をどのように捉えているかを把握するための実態把握シート（155ページ参照）
ビデオカメラ・三脚

私の方針

　吃音が主訴であっても、実際には発達の問題など、その他の困難や課題を抱えているお子さんに出会うケースも少なくありません。初回面談では、もちろん吃音症状についても把握することにも努めますが、それ以上に大切にしているのは、子どもの全般的な発達の様子を把握することに加え、子ども自身が、自分の吃音について何を語るかをできるだけ詳しく聞き取ること、それからその様子を保護者に「見せる」ことです。小学校4年生にもなりますと、自分をある程度客観視できますので、吃音による不便さや困りごとについても自分の生活を振り返りながら語ることができるようになっています。加えて、保護者がどのような価値観をもってわが子と付き合っているのか、吃音に対してどのような価値観をもっているのか、などといった保護者側のわが子や吃音に対する態度や感情、知識などを把握するようにも努めています。1回のセッションですべての情報を得ようとせず、ラポールを図ることを最優先とさせながら、子どもや保護者とやりとりをするように心がけています。

ケース 面談の一般的な流れ［小４］

```
        0分      5分         25分          45分       55分
[1]事前      [2]概要説明   [3]子どもとの   [4]保護者との   [5]まとめ
電話相談                   面談           面談
```

［1］ 事前電話相談

　当センターでは、まず事務職員宛てに保護者から相談依頼の電話が入り、その事務職員が簡単にその相談内容を伺います。その後、相談内容をまとめた相談票が私の手元に届き、相談内容や障害種から私の方でそのケースを担当する教員を決めます。吃音の場合は私の担当となります。私の方から折り返し保護者に電話を入れ、相談票の内容に食い違いがないかを確認しつつ、相談内容を聴き取ります。聴取する内容は以下の通りです。

・お子さんの吃音に気づいたのはいつ頃か。
・「あ、あ、あのね」のような繰り返すタイプか、「あ～～のね」のような引き伸ばすタイプか、「……あのね」や「あ……のね」のような詰まる（つっかえる）タイプか。
・もしこれら3つの種類のうち、複数のタイプがみられる場合、それはどれか。
・お子さんは吃音について困っていることを親に言ってきたことはあるか。
・吃音についてお子さんと話をしたことがあるか。ある場合、どんな話をしたか。
・吃音以外でお子さんについて気にかかっていることや心配していることはあるか。
・（電話の相手が母親の場合）父親はお子さんの吃音について心配していたり、何か思いや考えを話したりすることがあるか。
・（電話の相手が父親の場合）母親はお子さんの吃音について心配していたり、何か思いや考えを話したりすることがあるか。
・担任の先生や周囲の人たちからお子さんの吃音について何か指摘されたり、心配されたりしたことはあるか。

　これらの内容をだいたい10～15分程度で伺います。併せて面談日を決め、当日までに保護者に書いていただく調査書（153～154ページ参照）と当センターのパンフレットを郵送します。当日は、①母子手帳、②もしこれまでに実施した発達検査などの結果があればそれらの結果、また、③吃音以外に例えば保護者がお子さんの学力に懸念を抱いている場合は形成テスト（単元ごとのテスト）や学習の記録（ノートなど）に併せて持って来ていただくようにします。

［2］ 概要説明

　当センターの教育相談の時間設定は担当する教員に任せております。私の場合は60分1セッションで行なっておりますので、実際にお子さんや保護者とかかわる時間は55分程度でしょうか。

相談室はプレイルームも含め、いくつかあるのですが、小学校中学年以上のお子さんの場合、成人の相談も実施できる部屋（25m²）で初回面談を行ないます。親子同席で私が質問をします。記録を取るために、面接の様子をビデオ録画させていただくことの了解を得ます。

まず、保護者には当センターでの教育相談の主たる目的が、教員養成系学生の実践力向上であることをよくご理解いただくようにします。

［3］ 子どもとの面談

概要説明の後、まず、子どもに対して以下の質問をします。

・<u>今日何をしに来たか知っていますか？</u>
　知っている：何をしに来たのかをさらに尋ねる。本人が自分の吃音についてどう語るか（吃音についてネガティブにとらえているか、自ら問題意識をもって来ているのか、嫌々連れてこられている感じなのか、など）をよく聞き取る。
　知らない：小学校中学年段階でこのように答える子どもは、私の経験上ほとんどいません（何しに来たかを知っていながら「知らない」と答える子どもはいます）。大概親が何らかの説明をして当センターに連れてきているようです。もし、知らない場合は私の方で吃音の中核症状を例示し、このような話し方になることがあるかどうかを尋ねます。

その後、しばらく吃音についてどの程度知識があるか、どの程度認識しているかを探る質問や会話をします。次に、吃音があることについての気持ちを尋ねます。

・<u>吃音がでるとどんな気持ちになりますか？　嫌な気持ちになることはありますか？</u>
　うまく気持ちを伝えられない子どもの場合は、「『吃音がでても平気だよ』という子もいれば、『吃音が出ると恥ずかしい』という子もいるし、『怖い』という子もいるよ」と例示をし、本人の気持ちを引き出すようにします。

・<u>吃音で困るのはどんなときですか／吃音があって得したと思うのはどんなときですか。</u>
・<u>どんな場面で吃音がでやすい／でにくいですか。</u>
　<u>すぐに答えがでないときは、クラスで発表するとき、国語の授業中、順番に文章を交替で読むとき、などの具体的場面を例示します。</u>
・話す相手によって吃音がでやすかったりでにくかったりしますか。
　友達ならでにくいが先生ならでやすいですかなどのように、話す相手を具体的に示すことにより、相手による吃頻度や重症度の変化の有無を把握するようにします。
・読むのと話すとでは吃音のでやすさ／でにくさが違いますか。
・吃音のことを誰かから指摘されたり、質問されたりしたことはありますか。
・吃音についてからかわれたり、真似されたりしたことはありますか。
・他に吃音のある人に出会ったことはありますか。

- 吃音で困っていることを誰かに相談したことはありますか。
- （ことばの教室に通っていた／いる経験がある場合）ことばの教室ではどんなことをしました／していますか。
- （同上）ことばの教室で学んだことで何か役に立ったことはありますか。通っていたときに／通い始めてから吃音症状や吃音に対する気持ちに変化はありましたか。

大体このような内容を20分程度で尋ねます。このような質問を行なうことを通じて、保護者に対してわが子が吃音についていろいろと考えていたり、悩んでいたりしていることをある種「見せつける」ことも、親子同席にすることの目的です。その後、質問を受け付け、質問があればこちらが答えるようにします。

会話を進めるための心がけ

小学校4年生くらいになりますと、ほとんどの子どもが何のために来所したのかを理解していますし、何らかの困難や不便を感じている可能性が高いので、初回面談から本人と吃音のことについて率直に話し合える状況にあると思います。私が特に心がけていることは、まず効果的なコミュニケーターとして、<u>子どもからのコミュニケーションの開始を大切にすること、子どもに敬意をもって接すること、子ども自身や子どもの語りに興味関心を示すこと</u>、の3点です。吃音の臨床家としては、子どもが漠然と抱えている吃音に対する困り感について、<u>他の子どもの語りを例示しながら、具体的にどのような場面で困るのか、それが学習や生活にどのように影響を及ぼしているのか、を客観視させていくことを主眼に置いて接しています</u>。なお、セッション中はメモを取らず、傾聴に努めるようにしています。後でビデオを見直す際に、必要な情報のメモを取れば良いわけです。効率が悪く、医療現場では難しいかもしれませんが、ラポールを図る近道になっています。

[4] 保護者との面談

子どもの面談が終わった後、保護者に対して、夫（妻）や親戚に吃音のある人はいるか、お子さんと吃音について話し合ったことはあるか、話し合ったことがある場合、具体的にどのような話をしたか、お子さんが吃音になった原因やきっかけは何だと思うか、など保護者の吃音観や知識、態度など、吃音についての周辺情報を尋ねます。多くの保護者は、吃音が発症したのは自分たちのせいである、といった罪悪感をもっていらっしゃいます。もちろん環境の要因は無視できませんが、<u>吃音が起こるのは誰のせいでもないことをお伝えすることはとても大切なことですし、保護者が吃音について前向きになるきっかけにもなります</u>。

その後、実態把握シート（155ページ参照）を用いながらお子さんのことを尋ねます。子どもの実態把握には、ミクロ（特定の分野に関する検査・観察結果など）とマクロ（包括的な実態把握）の両面を評価することが大切です。ミクロ（吃音）な面については、初回のセッション以後に把握することにしていますので、初回セッションでは、なるべくマクロな面の把握に努めます。つ

まり、本人の性格や得意なこと／苦手なこと、家族関係や友人関係、学校での様子などについて把握します。この点については、『特別支援教育における吃音・流暢性障害のある子どもの理解と支援（シリーズきこえとことばの発達と支援）』（93〜98ページ、学苑社）に詳しく書いておりますので、そちらをご参照ください。

まず、実態把握シートの真ん中の部分「　　　くん／さんについて」から尋ねます。多くの保護者は、私が吃音についての質問をしてくると思い、わが子の吃音について説明をする準備はしてきているのですが、まさかこのようなごく当たり前の質問をされるとは思っておらず、面喰う方は少なくありません。このような質問をするのには 2 つの理由があります。1 つめは、保護者がわが子の好き／嫌いなこと（もの）や、得意／苦手なこと（もの）、友人の名前など、好みや性格、人間関係をどの程度把握しているかを評価するためです。2 つめは、保護者がわが子のことを長所・短所を含め、バランスよくとらえているかを評価するためです。保護者の中には、わが子の長所しか言わない人もいます。この場合、保護者が単に自己開示ができていないだけでなく、わが子の課題や困難を受容できていない可能性もありますので注意が必要です。

このような質問を行なうことにより、保護者に対して単に子どもの吃音に関心をもっているのではなく、家族の様子や子どもの全般的な育ちにも関心をもち、子どもの生活の質を高める一環として吃音臨床を行なうという臨床家側の態度を示すことができます。最後に質問を受け付け、質問があれば私の方でできるだけ丁寧にわかりやすい形でお答えするようにします。

[5] まとめ

保護者との面談が終わったら、セッションのまとめとして今後のことについて話します。近隣にことばの教室やSTがいる施設がある場合には、そちらにも相談に行ってみられることをお勧めしています。当センターへの往復にかかる時間や労力を考えますと、保護者の負担は大きいですし、当センターにはかなりの相談希望者がおり、その方たちが順番待ちをしているためです。近隣にそうした教室や施設がない場合、なるべく当センターで受け入れるように努力しています。その場合、小学校中学年以降の子どもに対しては、ここで何を学びたいかをまず尋ねます。その後、当方で支援できること／できないことを伝え、ニーズのマッチングを行ない、大まかな指導方針を決めます。保護者にも今後の方針について説明し、了承を得ます。最後に、保護者やお子さんから全般的な質問を受け付け、質問があれば私の方でできるだけ丁寧にわかりやすい形でお答えし、第 1 回のセッションの終了となります。なお、詳細な指導方針については、第 2 回以降のセッションにおいて、CALMSモデル（Healey, et al., 2004）による多面的・包括的な評価を行ないながら決定していきます。

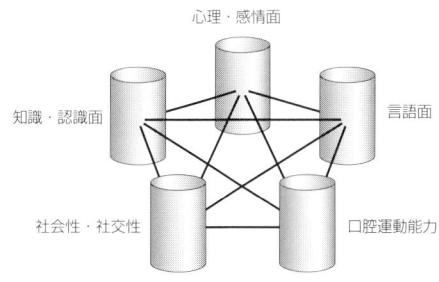

CALMSモデルの概要

＊CALMSモデルに関する参考書籍
・小林宏明・川合紀宗編著『特別支援教育における吃音・流暢性障害のある子どもの理解と支援（シリーズ　きこえとことばの発達と支援）』（学苑社、2013）
・菊池良和著『エビデンスに基づいた吃音支援入門』（学苑社、2012）

保護者からの信頼を得るための心がけ

　保護者の多くは、発吃の原因や契機が自分にあるのではないか、といった罪悪感や、専門家から子育ての在り方について問題点を指摘されるのではないか、といった恐れを抱いています。吃音の原因論を保護者にわかりやすく説明し、<u>保護者の養育態度やしつけ方、弟や妹が生まれて本人に目が行き届かなくなったことなどが原因ではないことをご理解いただくだけでも保護者は安堵されますし、保護者との良好な人間関係構築のきっかけにもなります。</u>また、実態把握シートを用いて、お子さんの吃音以外の情報もバランスよく把握することで、保護者からは「この臨床家は単にわが子の吃音に関心があるだけでなく、わが子のことや家族のこと全般に関心を抱いてもらっている」と思ってもらえます。それから、セッション中はお子さんのことや相談内容などについての保護者の語りをよく傾聴しながら、保護者の気持ちに寄り添うようにしています。単なる質疑応答にならないようにすることで、保護者が自ら話したい、言いたいことを聴いてもらえたと思ってもらえるような雰囲気づくりを心掛けています。

菊池の視点

　川合先生の特色は、吃音（ミクロ）の問題の前に、マクロな視点で子どもをとらえるようにされているところです。そして、吃音については、他の子どもの語りを例示しながら、子どもの困り感を把握していっています。そして、もちろん親の罪悪感を解消する姿勢で臨んでいます。

資料 1

部外秘　調　査　書

広島大学大学院教育学研究科附属特別支援教育実践センター
＊**太線枠内をご記入ください。裏面もございます。**

記入日： 平成　年　月　日

本人	ふりがな		性別	生年月日	年齢
	氏名		男・女	平成　年　月　日　生	歳　月
	現住所	〒			

保護者	ふりがな		続柄		職業	
	氏名					
	現住所（上記以外の場合）	〒				

家族状況（本人を含む）	ふりがな 氏名	年齢	続柄	勤務先・その他

連絡先	自宅	電話	
		FAX	
		携帯	
		E-Mail	

			氏名	続柄	電話番号・連絡先等
	緊急時連絡先	1			
		2			
		3			

現在相談を受けている施設名称担当者名電話番号	施設名（特別支援学校・学級等を含む）	担当者名	電話番号	連携連絡の可否
				可・否
				可・否
				可・否
				可・否

以下センター記入欄

障害名 (もしあれば)					
診断機関			診断日	年	月
諸検査と その結果	(もし検査結果をお持ちで、当センターの教員に閲覧の許可をくださる場合は、その現物またはコピーをお持ちください。)				

所有手帳 (もしあれば)	身体障害	
	療　育	

生育歴

療育歴

教育歴

当センターがお子さんに対して配慮すべき事項

以下センター記入欄

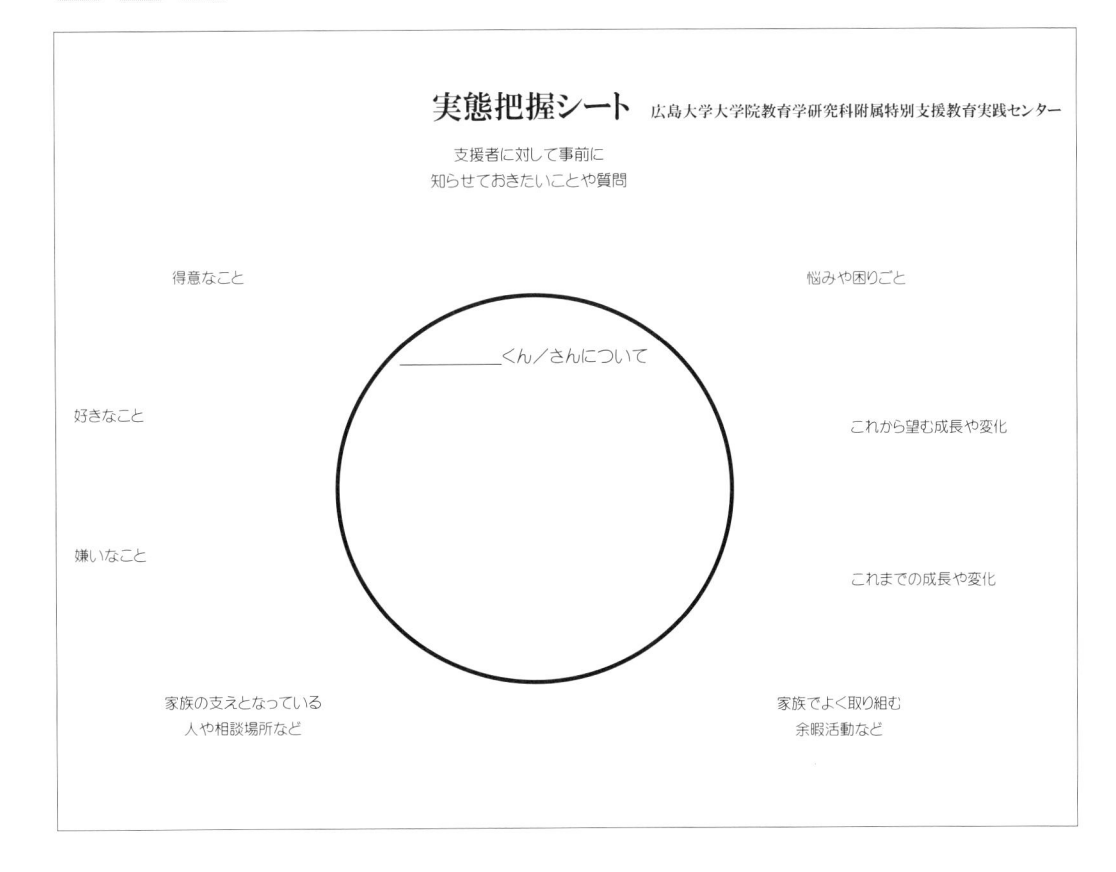

資料 2

実態把握シート 広島大学大学院教育学研究科附属特別支援教育実践センター

支援者に対して事前に
知らせておきたいことや質問

得意なこと

好きなこと

嫌いなこと

家族の支えとなっている
人や相談場所など

_____くん／さんについて

悩みや困りごと

これから望む成長や変化

これまでの成長や変化

家族でよく取り組む
余暇活動など

小5

14 宮本昌子の方法

前・目白大学保健医療学部言語聴覚学科　准教授　言語聴覚士

設備
- ST室（8㎡）
- 指導用の机、椅子、大きなホワイトボード

教材・準備物
- 音読のための本、自由会話を拡げるための資料（写真、新聞記事、表やグラフの入った読み物など
- デジタルカメラ、録音機器（ICレコーダーとテープレコーダー）
- 発話の速さを知らせるためのうちわ

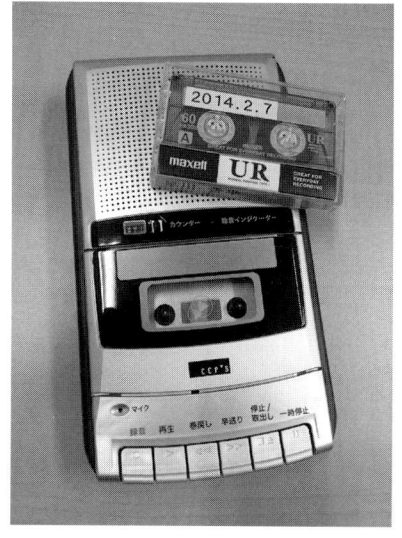

テープレコーダー
その場ですぐに巻き戻し、細かい単位で巻き戻しできるため、あえて旧式の機械を使用。

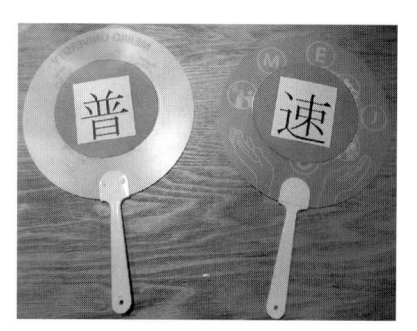

発話の速さを知らせるためのうちわ

私の方針

　子どもと共有する話題がとても重要だと思っています。もし、子どもとの話題が盛り上がれば、吃音のある子どもの場合は、どもっているのも忘れて話に没頭してくれる場合もありますし、クラッタリングのある子どもの場合は、その時こそ、指導の標的となる症状が顔を出します。子どもと一緒に、録音を聴き、その瞬間を確認する作業は最も重要で、いかに子どもにわかりやすいフィードバックをするかにより、その後の子どもの反応が変わってくると思っています。

ケース 吃音と似ている非流暢性──クラッタリング［小5、男の子］

0分	5分	35分	50分	55分
[1]予約時の電話	[2]子どもとの面談	[3]簡単な発話の評価	[4]母親からの情報収集と今後の方針の相談	[5]本人への説明

[1] 予約時の電話

宮本　吃音のような症状が出ているとのことですが、最近始まったことでしょうか？

母親　小さな頃からまったくなかったわけではないのですが、最近、ひどいときがあって心配になりました。特に地域のクラブチームが厳しいときはひどくなるように思います。強いチームなので、監督もかなりスパルタで指導しているので。しかもうちの子は、とても早口でしゃべるので、何を言っているかお友達に伝わりにくいようです。私の方が心配のし過ぎなのか、子どもは、あまり気にしていないようにも見えます。

宮本　では、こちらに来られるのに、息子さんはあまり乗り気ではないですか？

母親　そうですね。私からどう言ったらいいのかわからなくて悩んでいます。

宮本　そういう場合は結構あります。詳しいことは、お母様からは説明されなくても大丈夫ですよ。でも、こちらに来られるきっかけが必要ですから、一度、ことばのことは少し話してみていただけますか？　お母さんがこう思うから、とりあえず行ってみようかって。

母親　わかりました。では、そのようにしてみますね。

[2] 子どもからの情報収集（母親は同時に問診票記入を行なう）

宮本　それでは、少しお話を聞かせてくださいね。

A　はい

宮本　今日は、どういう理由でこちらに来たか、お母さんに聞いていますか？

A　はい。少しはわかっていますけど、やっぱ、あの、よくわかりません（かなり早口で）。

宮本　あ、そうなんだね。Aくんは何か習い事、スポーツなどやってますか？

A　はい

宮本　何してるか聞いてもいいですか？

A　サッカー部です。

宮本　へー、サッカーやってるんだね。強いチーム？

A　はい。去年は県大会まで行きました。いつも県大会までは行くんだけど……（しばらく部活の話をする。）

宮本　ところで、そんなに厳しいコーチなのに、よく耐えてるよね。

A　はい。

宮本　行きたくないとか、そういうときもあるのかな？
A　ありません。い、いや結構大変なんだけど、あの、全然平気です。
宮本　それで、そのように大変なときとかに、あー、ことばが出にくいな、と思ったこととか、少しぼ、ぼくがみたいになったことはあるの？
A　あー（少し、困った顔で）、少しはあった、かな、あったかもしれません。
宮本　それで、最近もそんな風になることがあるのかな？
A　いいえ。最近はありません。もう、大丈夫です。
宮本　そうだね。今日はスラスラと話せている感じがするね。私のところでは、ことばがつっかえて言いづらかったり、発音が難しかったりする人を対象にしていて、練習してもらったりしているんだけど、○くんは、ここに来て話し方をもう少し楽にしたいとか、そんな風に思いますか？
A　あんまりわかりません。
宮本　そうなんだね。では、今日は音読とか、絵を見て話すとか、私が用意した課題をやってもらってもいいですか。
A　はい。

　その後母親に問診票を記入してもらいます（問診票は164〜165ページを参照ください）。

［3］簡単な発話の初回評価

　実施する課題は以下の8種類です。実施の順序は、「呼称」のように反応や表現形式が1つに決まっているものから、絵の説明のように、ある程度、内容は限定されるが、文の生成は独自に行なうもの、自由会話のように内容も表現も自由なもの、というように行なっていきます。また［2］の際に比較的発話量の多いお子さんで十分に会話を行なうことができた場合は、ここでは⑧を省略します。

① 音読：『宮沢賢治童話集―心に残るロングセラー名作10話』（世界文化社）の中から選びます。小5の教科書に宮沢賢治が掲載されており、身近に感じる子どもが多いです。
② 単語の呼称：『ことば遊び絵カード（全12巻）』（鈴木出版）のうちNo.1、No.2、No.5を使用します。言語聴覚士がよく使うカードです。絵がわかりやすいため、呼称課題には最も適しています。
③ 動作絵の説明（2から3語文を促す）：『ことば遊び絵カード（全12巻）』のNo.7とNo.8を使用します。
④ 絵の説明：『ソーシャルスキルトレーニング（SST）絵カード―状況の認知絵カード1〜4』（エスコアール）を使用します。
⑤ 連続絵の説明（ストーリーのある絵の説明を促す）：『ソーシャルスキルトレーニング（SST）絵カード―連続絵カード（B）時間的、空間的な文脈の中での場面や相手の気持ち』（エスコアール）を使用します。

⑥　物語の再生課題：指導者が思いつく、有名な昔話や寓話を使用します。材料に困るときは、「福娘童話集―きょうの日本昔話（http://www.hukumusume.com/douwa/pc/jap/08/01.htm）を参考にします。
⑦　モノローグ
⑧　自由会話

［4］評価内容の確認と今後の方針の相談

　Aくんは確かに話すのが早かったです。吃音の症状はあまり目立っていませんでした。時々、語頭を繰り返しますが、力が入った感じではありません。早いときに語が短縮され、不明瞭になる症状を聴いて、クラッタリングを疑いましたが、母親からの聞き取りでは、力の入った吃音がみられた時期もあったようです。

宮本　確かに、話すのが早いですね。<u>吃音のような症状は今日はそんなに目立っていませんでしたが、書いていただいたものを見ますと、結構でるときがあるんですね。</u>
母親　そうなんです。今は落ち着いていますが、始めのことばがでにくかったり繰り返すことがあります。特に部活などで練習が厳しいときのように感じます。

　この情報から、吃音の混合したクラッタリングであるということを仮定しました。純粋なクラッタリングであれば、自分の話しことばにあまり関心が向けられないというのが特徴ですが、Aくんの場合は、どうだったのでしょうか。

宮本　今回は、ことばについて息子さんと話していらっしゃったんですよね。
母親　はい。ただ本人は、あまり気にしていないようでした。実は、学校でちょっと友達にことばのことを言われたことがあったそうで、それが嫌だったと話しましたので、じゃあ、クリニックでみてもらって、少しでも良くなるようにしよう、と勧めてみました。
宮本　そうですか。Aくんは、やはり私にもあまり気にならないと話していました。一時期悪かったけど、今は大丈夫だとも。

　このように、人に言われると一時期的に気にするということがあるようですが、すぐに気にしなくなるのも、クラッタリングのお子さんの特徴ではないかと思われます。その他、吃音とクラッタリングの鑑別は厳密には非常に難しいと言われますが、専門家間では、ある程度共通に認識されている明確な相違点があります。

吃音とクラッタリングの相違点

相違点	吃音	クラッタリング
ことばの問題への気づき	ある	ない
緊張して話すとき	増加	軽減
リラックスして話すとき	軽減	増加
初めて読む本の音読	増加	軽減
慣れた本の音読	軽減	増加

　また、日本語版Possible Clutteringチェックリストver.1（JCPCver.1）は合計得点からスクリーニングが可能です（166ページ参照）。クラッタリングにかかわる症状が33項目列挙され、より広範囲の症状に該当する場合にもクラッタリングの可能性が高まります。中核症状は発話速度の速さや不規則さがまず第一とされ、次に「吃音とは異なる」非流暢性の著しい生起、発話の不明瞭性があげられます。母親には、非流暢性のタイプについて、よく質問をします。

母親　私には吃音も結構出てるような気がします。
宮本　それは、たとえば「ぼぼぼくが」のようにことばの始めを軽く繰り返すようなものですか、それとも、「・・・ぶ、・・・ぉくが・・・」のように力の入ったものですか。
母親　そういうのではないですね。最初のタイプです。ストレスの多いときは2番目に近いのもあるような気がします。

　母親には症状の真似をしながら、お子さんにみられる非流暢性症状の確認をします。そして、「力の入らない方の繰り返しの症状」はあまり本人にとって大変ではないので、自覚はないかもしれないこと、早口で繰り返しが目立つ症状でクラッタリングというのがあり、そちらの方が、Aくんには当てはまるような気がする、ということを伝えます。

母親　それ（クラッタリング）は、どんなものですか？
宮本　<u>一般の吃音だと、ことばがでづらいことで、かなり苦痛を感じ、悪化し、内面的にも不安や恐怖が強くなります。しかし、クラッタリングの場合は、自分が繰り返したりすることをあまり自覚しませんし、症状もむしろ早口による不明瞭さみたいなことが中心になります。</u>

　さらに、クラッタリングの場合、構音や構文のスキルなど、他の問題を併せもつことが珍しくありません。

母親　確かに、うちの子はそちらの方（クラッタリング）が当てはまる感じがします。学校の先生が、発音の方も少し問題があるのではないかと言っていましたが、そのことも関係しますか？

宮本　少し「かきくけこ」の音が気になりましたが、クラッタリングのある方には、早口の問題に加え話すことに関するいろいろな問題がくっつきやすいので、関係があるかもしれませんね。

　初日の最後には、治療期間の見通しの説明も重要です。

母親　とにかく、話し方がとても気になるので中学までには、ちゃんと話せるようにしてやりたいのです。どうしたらよいですか。
宮本　これまでの私の経験では、2週間に1回通っていただき、ゆっくり話す練習をすると、段々と自分の話し方に気づくようになり、8ヵ月くらいで、意識すれば、ゆっくりと相手に伝わるように話すことができるようになると思います。Aくんの場合は、発音の練習もありますので、もう少しかかるので、1年くらいは必要かと思います。その範囲でできる限りのことをさせていただきたいと思いますが、いかがでしょうか。
母親　わかりました。中学校に入ったら、今より友人関係も大変になるかと思っています。イジメも心配ですので、できるだけ、話し方を治してほしいと思います。

［5］今後の方針について子どもへの伝達（母親も同席）

　お子さんには簡潔に話すのが一番だと思います。こちらがクラッタリングを疑っているような状態でも、お子さんは何となく「どもる」問題が自分にはあって、そのことで来所しているという認識をもっていることが多いのではないかと思います。ここで、ことばを尽くしてクラッタリングを説明しても、お子さんにとっては苦痛になるだけではないでしょうか。私の場合は、初回は「早口のために、時々話していることが伝わらないことがある」ということのみを伝えるようにし、「少しゆっくりと話すようにすると、相手によく伝わるようになるし、つまることも少なくなるよ」と伝えます。

　クラッタリングが疑われるお子さんの場合、初回のセッションで問題を自覚し、軽減の動機を高くもつということは、あまり期待できません。母親が子どもの意思を確認しようとしても、「わからないよ……」と困ってしまいます。

母親　子どもの意思を尊重したいのですが、自覚がないようですね。
宮本　そうですね。最初はみんなこんな感じなんですよ。私も一応、説明をしますが、あまりピンとこないようですね。でも、セラピーを始めるにつれ、段々と気づかせ、ことばを意識できるようにしますので、お子さんたちも、段々と必要性を理解するようになります。また、お友達の反応も変わってくるので、余計にここに来る意味を理解するようになると思います。

　この会話でのポイントは、「気づかせる」ことも「セラピー」の一部だと母親に理解してもらうことです。そのことを伝えると、大抵の親御さんは安心なさるのではないでしょうか。

▶方針の決定
①自分の発話を聴いてモニタリングする能力を育てる
　最初の段階で、モニタリングスキルをしっかり鍛えると、その後の指導が楽になります。クラッタリングの指導ではこの部分が最も重要な基本だと思います。お子さんの許可が必要ではありますが、クラッタリングのあるお子さんは、ビデオの撮影や録音をあまり嫌がらないと思います。むしろ、後でパソコンで映像を見せると、興味をもつ場合もあります。どんどん記録して、見せる、聴かせる、ということをした方がよいと思います。時間があるときは、記録した音声を聞き起こし、不明瞭な部分を一緒に考えたりします。また、自己評価の方法としては、数字で評価をしてもらうのがよいでしょう。少し早いね、と言うよりは、3と4の間だね、と言う表現の方が、伝わりやすいという感触を得ています。

②発話速度のコントロール
　自己モニタリングスキルがだいぶ育ってきたら、次にいろいろな文の長さ、発話の状況を設定し、ゆっくりとした発話を維持する練習をします。早くなったら、瞬時に視覚的に伝える（うちわを使用）のがよいと思います。うちわ（156ページ参照）の「速」と「普」は表と裏に示され、発話速度が「速い」、「普通である」の頭文字を取っています。通常は「普」の面を見せながら話します。発話速度が急速に上昇したときには、「速」の方を表にし、低下するまでは「速」の面のままにしておきます。最初の頃は、発話中のうちわの回転に衝撃を覚えるそうです。「え？　今の話し方、そんなに速いの！？」と驚くようなのです。「あっ、うちわが回った！　発話をゆっくりしなくてはいけない」という気持ちが、うちわの回転を見る度に段々と起こるようです。これは直接的な示し方ですが、子どもたちの反応はそれほど拒否的ではないと思います。ゆっくりとした速さになると、うちわは「普」に戻ることがわかってくるからでしょう。音読課題であれば時間を測るのもわかりやすいと思います。この段階での指導を繰り返すと、周りの反応が変わってきます。そして、少し気をつけてゆっくり話すと、相手に聞き返されなくなる、という経験をするようになり、そのことを学んでいきます。

③正しい構音の獲得
　Aくんの場合は、特にカ行音に歪みがみられましたので、①と②を行ない慣れてきたところで、構音訓練を導入しました。彼の場合は、構音の問題ですが、その他、さまざまな問題を同時にもつことが考えられます。言語以外の行動面の問題をもつ場合でも、そちらにアプローチすることで、相乗効果的にクラッタリング症状が改善する場合があることが報告されています。たとえば、注意・集中の問題やコミュニケーション態度の問題（一方的に話し過ぎる）などです。同時に現れる問題にもアプローチすることが、クラッタリングの改善に効果的ではないかと考えます。

クラッタリングとその類縁疾患

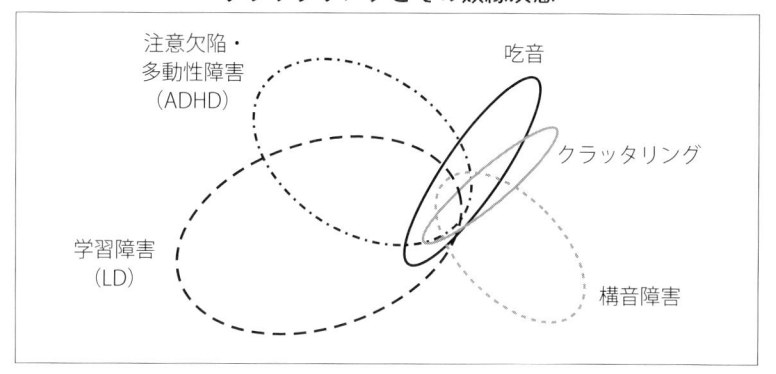

(St. Louis et al., 1997改)

▶ 2回目以降

　自分の発話をよく観察し、速さを評価するという課題にはとても意欲的に取り組みました。数回の指導後に、母親からも、ゆっくり話すように意識するようになっているという報告がありました。指導回数が増すにつれ、指導場面での発話の速さ、明瞭度はとても良好になりました。その頃から、学校などの場面への般化も報告されましたが、家庭での発話にはなかなか反映されないという問題が残っています。まずは、必要と思われる場面、自分で伝えなければならない場面で明確に話すことを目標とし、家庭での問題は、家族とよく話すことが重要です。お子さんにとって、クラッタリング症状の出ない、ゆっくりとした発話を常に産出することは、決して楽なことではありません。家庭では、また早口になってしまっても、他の場面でコントロールをしているのです。その努力をまずは認めてあげられるように、家族の方に話をしています。

菊池の視点

　宮本先生の特徴としては、吃音が主訴にもかかわらず、クラッタリングが合併していないかを意識しながらセラピーを行なっているところです。吃音のある子には、16％にクラッタリングを合併しているデータがあります。吃音よりもクラッタリングの要素が大きい場合は、自作のうちわなどで視覚的に伝えて、フィードバックする方法が有効なのでしょう。クラッタリングは日本でまだ発表が少ないため、担当している子がいれば、学会などで発表して共有していただきたいと思います。

資料 1

問診票

記入日：
お子さんのお名前：　　　　　　　　　　年齢：
保護者の方のお名前：
学校名/保育園・幼稚園名：　　　　　　　　　年生　　　　　　年少・年中・年長
家族構成（同居していらっしゃる方）：
（※兄弟がいらっしゃる場合は年齢も記載してください。）

【これまでの経過】

1．吃音が始まったのはいくつの時ですか？　　　　　　歳　　　　ヵ月

2．一番最初に気づいたのは誰ですか？（　　　　　　　　　　　　）

3．それは、どんな場面だったのでしょうか。どんなことをしている時でしたか？

4．初めての吃音はどのような感じでしたか
繰り返した　　　　つまって出ない　　　　緊張していた　　　　緊張はしていなかった

5．吃音の始まりに関係する出来事について心あたりがありましたら書いてください。

6．吃音が始まった頃と今では吃音の様子に変化がありますか。あてはまるものがありましたら〇を付けて下さい。
　① 繰り返しの回数が増えた
　② 力んで話すようになった
　③ 吃音の量が増えた
　④ ことばが出ないことが増えた
　⑤ 手足を動かしたり、体を動かして話すようになった。
　⑥ 言いたいことを途中でやめるようになった。

【現在のことばの様子】
1．現在の吃音はどのような様子ですか？

2．吃音が軽くなったり、全くでない時期はありますか？　　はい・いいえ
　　はいの場合⇒　周期はどれくらい？
　　　　　　　　　（　　　　　　　　　　　　　　　　　　　　　　　　　　）

3．特に吃音が出やすいと思われる場面がありますか。あれば書いてください。

4．比較的、よく話せる場面はありますか？　あれば書いてください。

5．言いにくい音（五十音で）や単語はありますか。あれば書いて下さい。

6．早口で何を言っているかわからないということがありますか？　　はい・いいえ

7．お子さんは自分の吃音について気にしているようですか？　○をつけて下さい。
　　①　とても気にしている
　　②　気にしている
　　③　少し気にしている
　　④　全然気にしていない

8．お子さんはお話が好きな方、おしゃべりな方ですか？　　はい・いいえ

【性格・体質について】
お子さんについて、特徴的だと思われることがありましたらお書きください。
1．体質：

2．性格：

【ご家族について】
ご家族の中に吃音の人、以前吃音だった方はいらっしゃいますか？　はい　・　いいえ
はい⇒　どなたか書いてください。（　　　　　　　　　　　　　　　　　　　　）

資料 2

日本語版 Possible Cluttering チェックリスト ver.1

		当てはまらない ← → よく当てはまる			
1	力の入らない音節、単語、句の繰り返しがある。	0	1	2	3
2	始語が遅く、言葉の発達に遅れがみられた。	0	1	2	3
3	非流暢性障害が生じたのが話し言葉が充分発達してからでなはなく、比較的早期（話し始めてからすぐ）であり、それが現在まで続いている。	0	1	2	3
4	次の言葉を想起するのに混乱しており、そのために発話内の語順等の構造が乱れ、言い直したりする。（例1：両方行くときもあ、あって、て、あるよね。例2：でも、ふ、冬食べると、なんか、できちゃうから、ふ、冬は食べないで、夏は食べないと、でちゃう、し、人とかもいるんじゃないの？）	0	1	2	3
5	「えっと」「あの」「だから」「うんと」などの言葉、「あー」「うー」などの挿入あるいは間（pause）を多く用いて次に言う言葉を考える様子がある。	0	1	2	3
6	最初の言葉を発する時に、次の言葉を想起できるまで、構音の構えをしたまま止まっている時がある。吃音のblockingとは異なる症状で緊張がみられない。	0	1	2	3
7	発話速度が速い。	0	1	2	3
8	外交的な子供で、発話意欲が高く、衝動的なおしゃべりをする。	0	1	2	3
9	話している際に息つぎによって区切る箇所が不自然である。	0	1	2	3
10	構音が不明瞭で、その音が構音出来ないわけではないが、省略や置換がみられる。	0	1	2	3
11	構音に幼児音が残り、サ行→シャ、シュ、シェ、ショに、ツ→チュ等の音の誤りがある。	0	1	2	3
12	集中させれば、より上手に話すことが出来るがあまり長くは続かない。	0	1	2	3
13	他人の指示に従うのが苦手で、忍耐に欠け、人の話をよく聞くことが出来ない。	0	1	2	3
14	注意散漫で、集中力が乏しい。	0	1	2	3
15	連続的な事柄を順序立てて話すことが難しい。	0	1	2	3
16	健忘症の失名詞に似た症状で、語想起に問題がみられる。	0	1	2	3
17	「それが」「あっち」「ここが」などの代名詞を不適切な箇所で頻繁に使う。	0	1	2	3
18	文法、構文が苦手で、言語構造に誤りが含まれる。（例：難しいのドミノ、二個の両方などの表現：トマトをしぼった、飲まなきゃ。：（ドミノが）途中止まるとき、可能性あるの？おんなじ間隔でも：先生の嫌いなものも、食べてるうちに好きになっちゃうものも、一部あるんじゃないの？）	0	1	2	3
19	運動の不器用さや協調運動能力の乏しさがみられる。	0	1	2	3
20	読みの障害がある。	0	1	2	3
21	読みづらい文字、ばらばらになってまとまりのない文字を書く。	0	1	2	3
22	書き言葉にも、話し言葉と同様な誤りがみられ、音節の省略や置換がみられる。（例：しんぶんし→しぶんし、しあわせ→しわわせ、サッカー→サッカ、あたたかい→あったたかい、マンゴー→マンゴーウなど）	0	1	2	3
23	利き手の確立が遅れ、左右の認識に混乱している。	0	1	2	3
24	長い文になると、始めは大きな声で言い、最後の方はモゾモゾと言って消えていくような話し方になる。	0	1	2	3
25	話したり書いたりするよりは、速く考えているように見える。	0	1	2	3
26	抽象的なことを推論する能力は高く、算数は平均以上に良く出来る。	0	1	2	3
27	リズム間が無く、音痴であり、音楽能力が低い。	0	1	2	3
28	イントネーションが不適切であり、プロソディーが単調である	0	1	2	3
29	実年齢よりも幼く、体が小さいあるいは成長が遅い。	0	1	2	3
30	家族に同様の問題（吃音、構音障害など）を持つ者が存在する。	0	1	2	3
31	だらしない、注意が足りない、短気、衝動的、忘れっぽい性格である。	0	1	2	3
32	我慢が出来ない、集中しておらず表面的な態度、あるいは癇癪を起こしやすい（キレやすい）性格である。	0	1	2	3
33	自分の行動や反応の不適切さに気づきにくく、無関心であり、自己意識が欠けている。	0	1	2	3
	合計				

60点以上：cluttering
30～60点：clutterer-stutterer（吃音とclutteringの混合タイプ）

小6 15 菊池良和の方法②

九州大学病院耳鼻咽喉科　医師

設備
- 通常の耳鼻咽喉科診察室ユニットのみ。
- 電子カルテあり。遊具なし。約3畳のスペース
- 本人を入れて、2,3人入ると狭い。

教材・準備物
- 読み物「ジャックと豆の木」ふりがな付
- 学校の先生に渡すプリント（中高校生ver、42ページ）
- 問診票（本人、174ページ）（親、38ページ）

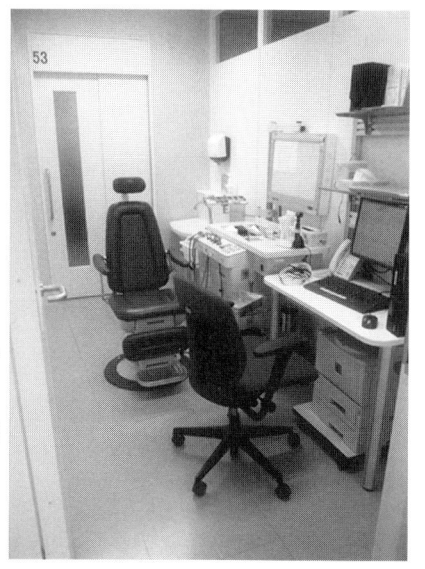

私の方針

　思春期の吃音のある子に対しては、からかい・いじめがなくても、「自分の吃音とどう向き合うべきなのか」を悩んで相談に来ます。とはいえ、からかい・いじめを受け続けている状況だと、どんな吃音美談も心に響きません。からかい・いじめのリスクマネジメントを徹底してください。

　この悩ましい吃音とどう向き合うのか、実例を示しながら共感してもらえるかどうかを気にかけながら接します。「あなたは悪くない」「あなたは1人ではない」を常に伝え、それが心に響いた子は、積極性が変化することが多いです。吃音のある子は孤独であることが多いため、「私が君の味方だよ」と味方になることが信頼を得るポイントだと思います。

ケース 中学生目前に病院受診を希望した男の子［小6］

| [1]予約時電話 | [2]診察前問診票 | [3]診察1（本人との会話） | [4]診察2（親と会話） |

0分　　　　　　　　　　45分　　60分

［1］診察予約が入ったら、診察日前に電話をする

菊池　何がきっかけで受診することを決めましたか？

母親　3歳くらいから吃音が始まって、その頃に相談したところでは、「そのうち治る」と言われ、そのことばを信じて様子をみていました。年齢を重ねるにつれ、どもることは少なくなってきましたが、本人が「病院に行きたい」と言い出して、インターネットで調べてこの病院で吃音を診ていることがわかり、受診したいと思いました。

菊池　わかりました。私の診察前に2つの準備をお願いします。1つ目は、今までどもることで、嫌な思いをしたことを紙に書いてきてください。2つ目は、『ボクは吃音ドクターです。』（毎日新聞社）をあらかじめ読んでおいてきてください。思春期は、自分の吃音と向き合う時期です。吃音に対して予備知識があるほうが、診察中の話がわかりやすいと思います。

母親　わかりました。準備しておきます。

［2］診察前問診票

38ページの「家族の方への問診票」と、174ページ「ご本人への問診表」を事前に問診票として渡しておきます。

［3］診察1

▶からかい・いじめのリスクマネジメント

■子どもとの会話（必ず親を同席）

菊池　初めまして。今まで嫌だったことを書いた紙を持ってきましたか？

あきら　はい。（紙を差し出す）

菊池　『5年生のころ、真似されたり、みんなの前でどもると笑われて嫌だった』。なるほど、今は、真似されたり、笑われたり、「なんでそんな話し方するの？」と言われてしていない？

あきら　6年生の最初の頃は、そうされたけど、最近は真似や笑われることはないです。

菊池　真似されたり、笑われたら、どうしていたの？

あきら　黙っていました。
菊池　「そんなことするなよ」と守ってくれる友達はいなかったの？　先生は？
あきら　守ってくれる友達や先生はいませんでした。
菊池　そうなんだ。1人で頑張っていたんだね。中学生になったら、また真似されたり、笑われるかもしれないよ。どうしようか？
あきら　うーん。
菊池　そんなことされたら嫌だよね。なんで、みんな真似したり、笑うの？
あきら　うーん。わからない。
菊池　吃音はどもるときと、どもらないときがあるんだよね。常にどもっているならば、周りの人はすぐ理解できるけど、どもるときと、どもらないときがある。なんで真似したり笑ったり、指摘したりするのかということに、「わざとそんな話し方をしているのではないか？」「みんなからかっているから、自分も同じからかいをしてしまった」と教えてくれた人がいたね。「この話し方はわざとじゃないよ」と教えてあげる機会があるといいね。
あきら　はい。
菊池　中学生など自己紹介で、自分の名前のあと、「ボクは緊張するとどもるけど、気にしないでください。笑わないでください」と言うことで、誤解されることが減ると思います。言えそう？
あきら　はい。

　現在も吃音でからかい・いじめがあるならば、学校の担任の先生へ診断書（意見書）を書いて、担任の先生に対応していただくようにお願いします。

▶発話意欲、自己肯定感を上げるかかわり
菊池　どもらないように、どんな努力をしている？
あきら　言いやすいことばに言い換えたり。
菊池　どんな風に言い換えるの？
あきら　え？……覚えていない。
菊池　私はね、あきら君の年齢のときに、友達と話していたことで覚えていることがあるんだ。「昨日何していたの？」と聞きたかったけど、昨日の「き」ということばがでなかった。それで、昨日＝日曜日だったので、「日曜日何していたの？」と聞こうとしたら、日曜日の「に」が言えなかったんだ。そこで、日曜日＝17日だったので、「17日何していたの？」と聞いたら、友達が『え？いつ？』という驚いた顔をしたことが、忘れられないんだ。そんな感じ。
あきら　そうそう。そんな感じです。
菊池　どもったときに落ち込む？　どのくらいで立ち直ります？
あきら　1時間で立ち直るときもあるし、その日ずっと引きずっていることもあります。
菊池　どもったら、「落ち込んで」「反省」しているわけだね。今度はどもらずに話そうと。別に、反省しなくていいんじゃない？

169

あきら　え？

菊池　だって、わざとどもっている訳ではないでしょ？　こんなに努力しているのに、これ以上努力をするなんて無理じゃない？

あきら　うん。

菊池　あと、しゃべる前に「どもらないかな」と心配になります？

あきら　はい。

菊池　このどもったときの落ち込みと話す前の予期不安がなくなれば、だいぶ気持ちが楽になるんじゃない？

あきら　そうです。

菊池　どもって1人で反省しなくていいよ。誰も、どもっても、あきら君に「落ち込んでほしい」とは思っていないよ。昔から、どもって真似され、指摘され、笑われた結果、無意識の習慣として、日々反省しているんだよ。私は「あきら君は悪くない」と思うよ。

あきら　うん。

菊池　「なぜそんな感情が生じるか」というと、目標が高く設定しているからだと思うんだ。「どもらない＝自分の目標」「どもる自分は本当の自分ではない」と。目標を下げれば、楽になるよ。その目標を下げるためには、自分に吃音があることを周りの人へ理解してもらうために打ち明けてみたら？中学生の自己紹介はいい機会じゃない？

あきら　はい。

菊池　吃音の人に会ったことある？

あきら　いや、ないです。

菊池　イギリスの王様や日本の総理大臣でも吃音があった人がいるの、知っている？

あきら　知らなかったです。

母親　イギリスの王様の話は聞いたことがあります。

菊池　歌手、サッカー選手、プロゴルファーでもいるし、医者や看護師、警察官など、ありとあらゆる職業の人がいるんだよ。将来は何になるの？

あきら　まだ、決めていません。

菊池　「吃音だから」と自分から身を引くのではなく、自分がやりたいなぁと思う仕事が見つかったら、挑戦してみて。吃音のある人の中には、「自分はどもるから、話す仕事は就けない」と自分から身を引く人がいますので。吃音は100人に1人いるんだよ。あらゆる仕事で皆頑張っていますよ。

あきら　そうなんだ。

▶吃音の不思議なメカニズムを体感する

菊池　吃音って何なの？　友達にわかるように説明してみて。

あきら　うーん。どもること。

菊池　それ以外は？

あきら　うーん。

菊池　吃音って、自分の最初のタイミングが合わないだけなんだ。繰り返しはタイミング

が早い、引き伸ばしはタイミングが遅い、難発はタイミングを合わせようとのどに力が入ってしまうものなんだ。ちょっとこの文章を、ここからここまで読んでみて。（ジャックと豆の木の文章を手渡す）

あきら　……むかし、……あるところに、ジャックという……男の子がいました。

菊池　どもったところ、あるかな？

あきら　「む」と「あ」と「お」で引っかかりました。

菊池　そうしたら、私の声を聞きながら一緒に読んでみましょう。

あきら・菊池　むかし、あるところに、ジャックという男の子がいました。（流暢に）

菊池　声を合わせると読めるでしょ？

あきら　うん、不思議。

菊池　吃音って、自分のタイミングはダメなときがあるけど、他の人のタイミングに合わせるとどもらないんだ。メトロノームに合わせても、流暢に話せるようになるんだ。だから、「精神的に弱い」「緊張している」と思われがちなんだけど、吃音ってタイミングが合うときと、合わないときがあるだけなんだ。

あきら　はい。

菊池　今日はこのくらいにするけど、また中学校に入ったら、状況を教えて。真似されたり、笑われたりして、落ち込まなくていいよ。真似したり、笑うということは、私や100人に1人いる吃音者をバカにしているという意味だから。あきら君のバックには多くの吃音の人がいるし、私もバックにいる、と思っていて。1人ではないよ。嫌なことがあれば、また教えて。

あきら　はい。（笑顔）

会話を進めるテクニック

　吃音で嫌だったことを聞き、それを共感することが、信頼を得る近道だと考えています。それは、自分が一番気になっていることを解決する方法を知りたいから、相談に来るのです。リスクマネジメントの話を行ない、「あなたは悪くない」「あなたは1人ではない」という話をすることが最も多い対応です。

[4] 診察2　親との会話（本人も同席で）

菊池　親御さんから、どうですか？

母親　そうですね。吃音はやはり治らないのでしょうか？

菊池　やはり、8歳を過ぎてからもはっきりと吃音がある子は、「治る」と考えるよりは、「吃音とうまく付き合っていく」「吃音と向き合う」ということを考える必要があります。成人になって吃音が治った人は、3、4人知っています。ただ、私は今まで500人ほど

いろんな吃音者と出会っていますがその程度の割合です。しかも、その治った人たちは、「この訓練したから治った」というのではなく、「社会人として一生懸命忙しく働いていたら、知らない間にどもらなくなった」ということが共通していました。話す意欲を持ち続け、いろんな人に受け入れられることが、本人にとって、重要だと思っています。

母親 そうですね。

菊池 そのために、親御さんには、中学生など新しい環境に入るときは、先生にこの子に吃音があることを伝え続けてください。

母親 昔、「吃音がある」と先生に言うと、「心配しすぎですよ。私にはあまり気になりません」と言っていた先生もいました。

菊池 ただ、「吃音がある」と話しても、先生は理解してくれないでしょう。<u>私の作成したプリントがありますので、これをコピーして、高校3年生まで渡し続けてください。</u>

母親 高校3年生まで?

菊池 親が手助けできるのは、高校3年生までなのです。実は、吃音のある子が中学高校で困るのは、友達のからかい・いじめよりは、先生の無理解であることが多いのです。特に、英語、国語、社会など音読のある教科は苦手になりやすいです。もう一つ大切なことがあり、部活の先生にもこのプリントを渡してください。部活で声が出ないと、怒られて部活をやめた子を何人か知っています。先生が理解してくれれば、解決できたことは意外にも多いのです。

母親 わかりました。先生に渡します。

保護者の信頼を得るポイント

　小学生高学年となると、母親の罪悪感が薄れていて、子どもの希望から相談に来るケースがあります。子どもが笑顔になり、自信をもつ顔を見せられることが、親の信頼を得る一番の方法だと思います。初回面接では、必ず親子で一緒に吃音の情報を共有します。この子の3年先、5年先、10年先の相談に一番に乗る可能性があるのは、親なのです。親にセラピストがどういう姿勢で子どもと向き合っているのかを示すことは、将来役に立つと思います。

まとめ

　小学校 6 年生の子が中学生に入る前に相談に来るケースを提示しました。発話意欲があり、友達関係もよく、差し迫った発表の場がなかったので、言語聴覚士にはお願いせず、中学生に入学してから、私が再来で診ました。すると、自己紹介で、「ボクはどもることがありますが、気にしないでください」と言えたらしく、中学生になって、からかわれることはなく、部活に勉強に励んでいるとのことです。

菊池の視点

自己肯定感を上げる「あなたは悪くない」「あなたは 1 人ではない」というかかわりを第一に、嫌な思いを繰り返さないように、リスクマネジメントを行なっています。

資 料

ご本人への問診票

年　月　日

氏名：＿＿＿＿＿＿＿＿＿＿

当てはまる方に○をつけてください。

	来院しようと思ったきっかけは何ですか？ （　　　　　　　　　　　　　　　　　　　　　　　　　　）	
C	ことばがつっかえるのに気づいたのはいつごろですか？ どんな場面でした？（具体的に　　　　　　　　　　）	歳
C	相手につっかえる（どもる）ことを知られたくない	はい　いいえ
C	自分の吃音をコントロールできない	はい　いいえ
A	話す直前に、うまく言えるか、つっかえる（どもる）か、不安になる	はい　いいえ
A	言いにくいことばがあると、言いやすいことばに置き換える	はい　いいえ
A	本当は、ことばを置き換えずに話したい	はい　いいえ
A	ことばがつっかえた後、落ち込んだり、自分を責める	はい　いいえ
A	ことばがつっかえた後、そのストレスを吐き出すことができない	はい　いいえ
A	相手は悪くない、悪いのは全部自分である	はい　いいえ
A	とっさの一言が言えないのが、なによりも困る	はい　いいえ
A'	うつうつとした気分がほとんど毎日続いている	はい　いいえ
	何をしても、興味をもって取り組めないし、喜びも感じられない。そんな気分がほとんど毎日続いている	はい　いいえ
L	苦手なことばがある （具体的に　　　　　　　　　　　　　　　　　　　）	はい　いいえ
L	食べたい料理が苦手な名前だったら、言いやすいメニューに変える	はい　いいえ
M'	ひとり言では、すらすらしゃべれることが多い	はい　いいえ
M'	歌では、つっかえない（どもらない）	はい　いいえ
M	話すときに、余計な力が入っている（どこに　　　　　）	はい　いいえ
S	苦手な場面、場所がある（具体的に　　　　　　　　　）	はい　いいえ
S	苦手な人がいる（具体的に　　　　　　　　　　　　　）	はい　いいえ
S	つっかえることでからかわれたり、いじめられた経験がある	はい　いいえ
S	つっかえていたら、「落ち着いて」「ゆっくり話して」と言われる	はい　いいえ
S	ことばがつっかえる（どもる）ので、「できない」ことがある	はい　いいえ

具体的には？

例：発表、日直、スピーチ、電話をとれない、予約などの電話をかけられない、散髪、店員さんと話す店には行かない、映画館に行けない

出典：菊池良和著『吃音のリスクマネジメント』学苑社

近畿大学医学部附属病院リハビリテーション部　言語聴覚士

中2 16 久保田功の方法

設備 じゅうたん敷きの6畳程度の広さの部屋に大きい机と椅子、あるいは3畳程度の小さい部屋に小さい机と椅子（これらは吃音用というわけではなく、小児の言語臨床、成人の言語臨床全般を行なうための部屋）。

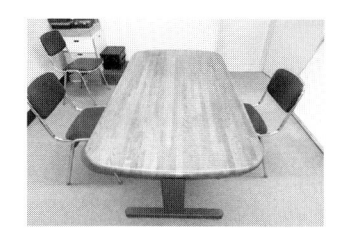

教材・準備物 教材などは特に用意しないが、耳鼻科初診時の診療録を閲覧し、あらかじめ書いて持参してもらった問診票および紹介状は手元に準備する。

私の方針

　中学生の場合（特異な事例を除いて）親ではなく、本人を中心に問診を行ないます。いつ頃から自覚したか、これまでどんな辛いことがあったか、今どうして受診しようと思ったのかなどについて、本人に問いかけ、本人に答えてもらいます。十分話せていないのではないかと推測された場合には、例を挙げて質問することもあり（「電話をかけるのは平気？」など）、その際本人の申告に一切否定的なコメントはしません。そして自分の吃音に対し、どう感じているか、どんな見通しをもっているか、ここで何を望んでいるかなど、本人のことばで表現してもらうように促します。その後保護者から補足的情報を聞き取り、本人の発吃から今日までの経過の概要をつかみ、その上で本人に、どの程度吃音のことを知っているか確かめ、吃音についての基本的な知識・情報を提供します。

　強調することは、吃音が病気でも障害でもなく、人がもって生まれてきた特性の1つにすぎないこと、だからもっていたからといって恐いものでも、恥ずかしいものでもないこと、「どもらないで話さなければ」と思う気持ちがいかに吃音を出やすくさせるかということなどです。そして目標とすべきは「どもらずにしゃべれるようになる」ではなく、「吃音にとらわれず人とコミュニケーションできるようになる」ことだと理解してもらいます。

　場合によっては練習をすることもありますが、それは吃音をなくすためではなく、特別に困っている事態を乗り越えるための限定的な手段であることを必ず説明するようにしています。

　これらは基本的に成人の臨床と共通ですが、中学生にはその理解力にかなりの個人差があり、そこへの配慮が重要だと考えています。成人とほとんど同じ表現で了解できる中学生もいれば、かなり平易な表現でないと理解できない中学生もいますので、それを先の対話の中で判別する技能が、中学生の吃音臨床を担当する臨床家には不可欠でしょう。

> **ケース** 吃音がひどくなっていると心配していた女の子 [中2]

```
0分            30分        40分              60分
[1]耳鼻咽喉科初診  [2]本人との対話  [3]保護者    [4]吃音の情報提供
   紹介状必須     保護者同席    との対話      さらに対話
```

[1] 診察前問診票

　　耳鼻咽喉科の特殊外来という位置づけなので、まずは耳鼻咽喉科医の診察を受けていただきます(紹介状が要ります)。その際に言語外来の予約を取ってもらい、同時に問診票をお渡しします。そしてその予約日に記入した問診票を持参してもらいます。現在吃音に特化した問診票は用いていません。親に書いてもらう形式で、いつ頃から、どんな形で問題に気づいたか、発達の様子はどうであったのか、本人はどの程度気にしているのか、学校での様子はどうか、家庭でどのように扱っているかなど、言語発達を中心にした言語聴覚臨床に共通する項目を尋ねるものですが、1つだけ、「ことばを繰り返したり、つっかえたりすることがありますか？」(ある場合)「それはどういった場面ですか？」「どういう状態になりますか？」と吃音を標的にした質問項目があります。

[2] 本人との対話

久保田　では始めましょう。いろいろ尋ねるけど、答えられることだけでいいから、答えてね(自己紹介や名前の確認は廊下での挨拶時に済ませておきます)。

久保田　いつ頃から気になっていたの？

N　小学校の中学年ぐらいです。

久保田　なんか、きっかけみたいことはあった？

N　本読みとかでどもっちゃって…

久保田　それですごく気になった？

N　小学校のときは他にもどもってる子がいたんで、それほど気になりませんでした。

久保田　ふ〜ん、じゃあ中学生になって…？

N　中学になって、本読みのときにうまく読めないと思って、それが気になって吃音もひどくなってきました。

久保田　ひどくなったって、どんな感じ？

N　小学生の頃は、ことばがつっかえて出てこなくて、しばらくして言えるって感じやったけど、中学になってからは、ことばがつっかえてるときに声が出てしまうんです。

久保田　そう。じゃあ、<u>これまでにどんなしんどいことがあったか教えてくれる？</u>

N　中1のとき、本読みで人の名前をつっかえてしまって、読み方を変えて読んだら注意されました。それで、どもりながら言い直した。

久保田　ふ〜ん、それは焦ったやろねぇ。

N 「ゆっくり読めば」って言われるけど、ゆっくり読むと先の方まで気になってしまって、かえってどもるので速く読んでしまう。

久保田 そうか〜。他には何かあった？

N テニス部に入ってて、練習とか試合のときに線審をするんですけど、「アウト！」って大声ですぐに言わないといけなくて、それができなくてやめちゃいました。

久保田 あ〜、それはしんどかったね。

久保田 あ、それから<u>Nちゃんは電話って特にしんどくない？</u>

N 最近はできるようになってきたけど、どもってしまいます。自分の親とかならいいけど、友達やったらどもりやすいです。

（このあと、吃音について調べたことがあるかとか、どんなことを知ってるかなど、さまざまな質問をしますがここには省略します。）

久保田 それでNちゃんはどうしてここへ来ようと思ったの？

N 私がとても気にしてるので、お母さんが心配して、ここを探してくれました。

久保田 そう。じゃあ、今度はお母さんにお話を聞くことにするね。

会話を進めるテクニック

　この時期の子どもは、自分のことが気になる一方で、自分のことを他者にさらけ出すことに大きな抵抗を感じる時期でもあります。また、自分の中にある微妙な感覚を正確に表現する能力もまだ十分備えていないことが多いと思われます。

　ですから、まず子どもが表現することに関して、否定的なコメントを一切せず、安心して話せるような雰囲気を作ることに努めます。また、了解しづらい表現があった場合は、尋ね方をさまざまに変えて、可能な限り、本人の言わんとすることを正確に把握します（できなくてもその姿勢を見せます）。そして感情に配慮し、「辛かっただろうな」と思うことに対しては「それは辛かったね」と言ったり、本人なりの努力が語られるときには「すごい頑張ったんやね」などのことばを添えるようにします。

[3] 保護者との対話（本人も同席で）

久保田　お母さんの方からなにか補足することはありますか？
母親　　いえ、特にありません。
久保田　どもりだしたのはいつからですか？
母親　　問診票にも書きましたけど、2歳の頃です。ことばの発達が早かったんです。
久保田　なるほど。
母親　　波があって、小学校の頃はもうあまり気にならないようになってたんですけど、中学に入ってからまた急に目立つようになりました。
久保田　そうですか。
母親　　本人は「誰にも言わないで」って言うんですが、母親としては心配なので、学校の先生には相談しました。1年生のときの担任は「気づかなかった」程度の反応だったのですが、2年の担任は「重荷になっているなら、それはなくさないと」ということで、授業中、あまり当てないように他の先生方にもはかってくださって…。それで今は授業で当たることはないんです。本人は申し訳ないと思っているようなんですが、ほっとしてるようです。
久保田　ちょっと複雑な気持ちでしょうね。
母親　　クラブに入ると先輩たちに挨拶しないといけないので入らないと言ったり、どんどん消極的になっていくようで心配なんです。
久保田　それはご心配でしょう。
母親　　本人は先の先のことまで心配する性格なんです。
久保田　そうですか。
母親　　<u>今日、ここでこれだけしゃべってるのを見て、先生を信頼してるんだなぁと思いました。</u>

保護者の信頼を得るポイント

　中学生になって子どもがずっと悩んでいたということを知るのは保護者としても辛いことでしょう。気づいてやれなかったという自責の思いが、多くの保護者から伝わってきます。
　臨床家として、絶対に保護者を責めるような言動、口調、表情は慎むべきでしょう。保護者の心配については共感を示し、「ともに解決を目指して協力する」という姿勢を示すことが重要だと思っています。
　初回の面談の中で、必ず吃音についての専門的知識を提供する時間をもつことは、信頼を得るという目的からも不可欠だと考えています。

［4］情報提供と対話（基本的には本人に向けて）

　まず、吃音をもっている人が人口の約1％存在し、時代や地域であまり大きく異ならないことをお教えします。そしてそのことから、吃音は病気とか、障害と考えるよりも人がもって生まれてくる特性の1つ（背の高さや手先の器用さなどを例に引きます）と考えた方がわかりやすいと説明します。そして子どもには「だから、吃音があるからといって、怖がることも、恥ずかしいって思うこともないんやで」ということを必ず言うようにしています。Nちゃんはうなずいて聞いてくれました。

　その次には、悪循環の話をします。

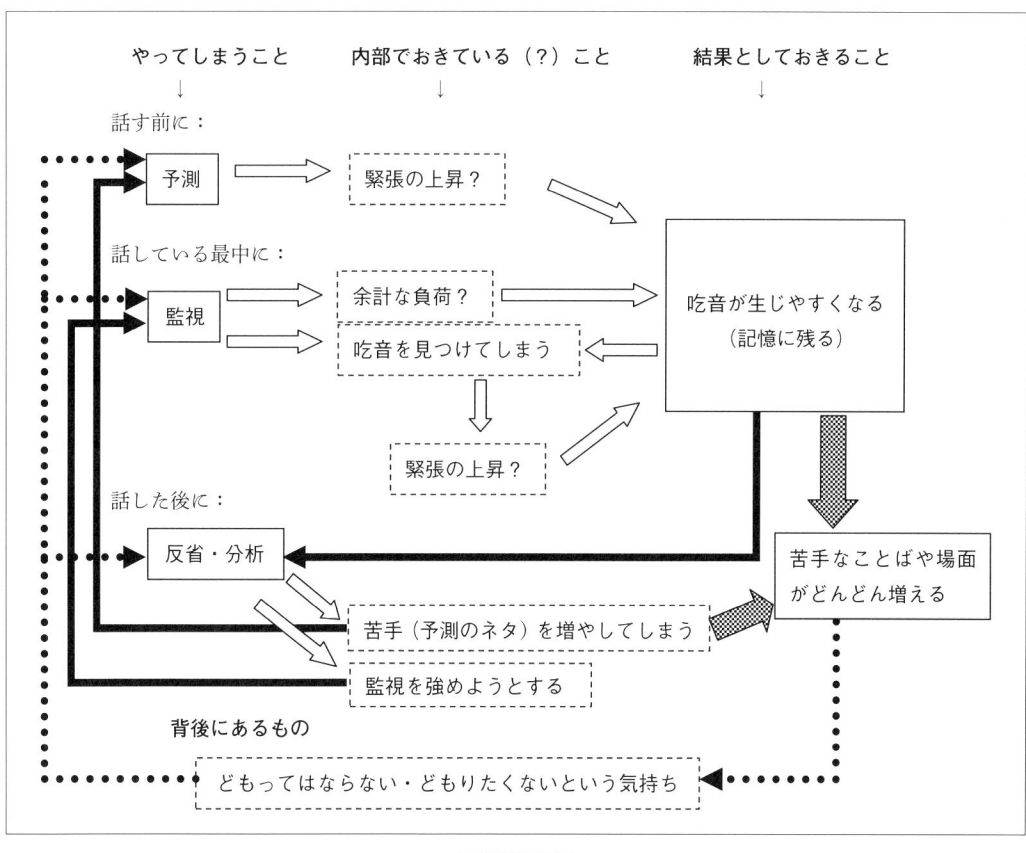

やってしまうこと　　　内部でおきている（？）こと　　　結果としておきること
　　　↓　　　　　　　　　　　↓　　　　　　　　　　　　　↓

話す前に：
　予測 → 緊張の上昇？

話している最中に：
　監視 → 余計な負荷？
　　　　吃音を見つけてしまう
　　　　緊張の上昇？
　　　　　　　　　　　　→　吃音が生じやすくなる（記憶に残る）

話した後に：
　反省・分析
　　　苦手（予測のネタ）を増やしてしまう
　　　監視を強めようとする
　　　　　　　　　　　　→　苦手なことばや場面がどんどん増える

背後にあるもの
　どもってはならない・どもりたくないという気持ち

悪循環の図

　吃音は予測した状態（話す前に『どもるかな？』って思ってしまうことと説明）、自分の発話を監視しながら話している状態（『どもってるかな？うまくしゃべれてるかな？』って気にしながらしゃべることと説明）で吃音がでやすくなると解説しています。予測はおそらく話す直前に発話システムの緊張を高めて吃音をでやすくするのでしょう。監視は余計な負荷をかけることによって発話動作を妨害するでしょうし、発話中の吃音をどんどん見つけてしまうことでさらに焦りや緊張を高めて、吃音を起きやすくするのでしょう。起きてしまった吃音はまた監視によって発見され、記憶されていきます。そして話した後、それらの記憶をもとに反省し、分析をしてしまいます（『あ〜またあのことばが言いにくかった』『あの場面でどもっちゃった』『やっぱり自分の名前とアイウエオで始まることばは言いにくいなぁ』と例示）。そうすることで、予測する

ネタを増やし、監視を強めようとすることにつながります。そしてますます吃音のでやすい状態を作り、苦手なことばや苦手な場面が増えていくという悪循環が起きることを説明します。子どもには説明のあと「こういうのを悪循環って言うんやけど、Ｎちゃん、心当たりある？」と確かめます。このときＮちゃんは「先生の言うとおりやと思います」と答えてくれました。

そして、こういうメカニズムの背後には「どもってはならない」「どもりたくない」という強い気持ちがあることを説明し、子どもには「『どもらんとこ』『どもったらあかん』と考える代わりに、『どもってもしゃあない』『どもってもええやん』と思えるようになったら、かえって吃音が起きにくくなる、楽になるよ」と説明しています。もちろん、簡単にそう思えるようになるわけではないけれど、まずは悪循環のメカニズムを知り、そこから逃れるために「吃音は100人に1人がもっている普通のことやと考える努力を最初にやってみたらどうやろ」と勧めています。Ｎちゃんは納得しながらも「でも、やっぱり難しそう」と言いました。

そのあと、自分が吃音だと知らない人にしゃべるのと、知ってる人にしゃべるのとでは話しやすさが違うことを取り上げ、子どもには「吃音のこと知られたくないなって思う気持ちはとってもよくわかるけど、自分が少しでも楽にしゃべるためには周りの人に『話すときにちょっとつまる』ということを知ってもらう努力もしてみたらどうやろ」といった言い方で自分の吃音を周囲に伝えることを勧めています。Ｎちゃんにもこのように言いました。

そして最後に、この言語室でやっていることを伝えます。それは「吃音のことをよく知ってもらうこと」や「今、困っていることへの対策を一緒に考えること」「心配なことについて考え方を整理すること」などですが、どういうことをするか、できるだけ具体例を挙げて説明します。その上で「ここでの目標は『吃音をなくしてしまう』ではなくて、『吃音を気にせずに話せるようになること』『少しでも楽にお話ができるようになること』です。それでもいいですか？」と告げて、さらなる受診の意思を確認します。Ｎちゃんも、お母さんも「はい」と同意してくれました。

同意をもらえたら、予約の取り方や双方の時間的な事情などを話し合い、具体的な予約日時を決めます。そして最後に必ず子どもと保護者に「今、なにか確かめておきたいことはありますか？」と聞き、終了するようにしています。

まとめ

Ｎちゃんは、中学生になっていろいろなできごとから急に吃音が気になりだし、「吃音がひどくなった」と不安になった女の子です。幸い、実際の吃音も軽く（筆者との面談ではほとんど目立たない程度）、心理的にダメージの残るようなひどい体験はしておらず、悩みが深くなった時間経過も短かったので、期間を開けた数回の面談で「気にならなくなった」というコメントを得るまでになり、定期的なフォローを終了することができました。Ｎちゃんは理解力も優れており、基本的な情報の提供が、成人に使う表現に近いものでき、保護者に別途説明せずにすんだのは、時間の都合上幸いでした。

初回面談で、自分の吃音についてたくさん語り、言語聴覚士の説明が自分の体験と重なって納得できたことが、信頼に結びつき、その後の指導を受け入れやすいものにしたのだと考えています。保護者が言語聴覚士を肯定的に認めてくれたことも、効果の促進に一役買ったと思われます。

中学生に対しては成人と同じ前提（自ら問題を感じ、自ら希望し来院した）で対応することが肝腎でしょう。指導やアドバイスも本人に向けて行なうことが基本で、親には補足的に行なうことになります。ただ、中学生時代は言語理解・表現の能力に個人差が大きく、一様な説明、アドバイスではうまくいかないことがあります。その子をしっかり観察し、その子に適した説明、指導の仕方を判断することが何より大切だと考えています。

菊池の視点

　久保田先生の特色は、「過去にどんなしんどいことあった」と、過去のことを聞くことから始めているところです。吃音者特有の悪循環を説明することで、本人の問題点を発見することができれば、おのずとできることがわかってきます。そして、自分が楽にしゃべるために、周りの人に吃音を知ってもらうことも提案しています。

中2 17 梅村正俊の方法

山形言語臨床教育相談室（親子ことばの相談室） 言語聴覚士

施設
- 個別指導室（6畳）・プレールーム（14畳）
- 待合室（6畳）・研修室・事務室

設備
- パソコンおよびプロジェクター：スライドショーでの短文カードや紙芝居などの映写
- 各指導室へのモニターカメラの設置：必要に応じて研修室・事務室での観察視聴が可能

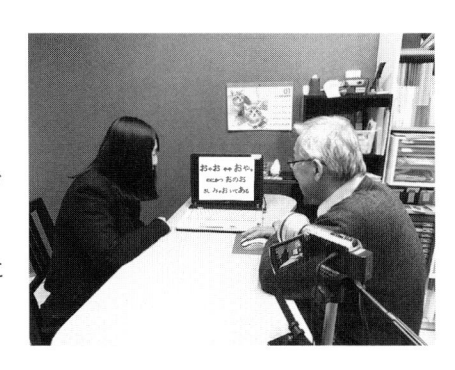

教材
- 自作音読教材「まけるな」（物語・詩などの観点から11文章を選定しまとめた冊子）
- 助詞理解の難しい子のための絵カード（山形言語臨床教育相談室出版）
- 「語に対する恐れ」に対応する短文シートや短文カード

私の方針

　吃音の相談・指導には、ことばの教室の担当当初から、幼児、児童・生徒、成人を問わず、携わってきましたが、吃音の改善を期待しての主訴は、必ずしも全面的に直したいというものばかりではありませんでした。

　たとえば、「園の行事で劇をするが、普段、どもりながらも元気にお話をしているせいか多くの台詞が割り当てられた。どもりが目立たないようにしてほしい」「学年代表の評議員として、終業式で2学期の反省と3学期への抱負を発表しなければならない。辞退しようか悩んでいる」「どもることは先生方も知っていて、卒業制作発表会では発表の制限時間を超えてもよいことにはなっているが、皆と同じ時間内で発表したい」「今度主任になり、命にかかわるとっさの指示などを出さなければならない立場になった。どもらない努力をしないでも指示が出せるようにならないものか」「姪っ子への読み聞かせでどもらないで読んであげることができたら、自信をもって教員採用試験を受けたい」など、ある時期のある事柄についてだけ、つまりピンポイント的な改善を期待しての主訴は、現在もあります。

　ピンポイント的な主訴とは言いながら、これらの主訴は、年齢を問わず、人生の岐路にかかわる深刻な内容であり、早急に対処しなければなりません。ですから、指導においては、吃音への直接指導、つまり、「流暢な発語の獲得」も、もう一方の大きな指導課題として取り組む必要があると考えています。

　したがって、初期の面接および指導においては、小学校高学年以上の相談者の場合、現状をよく理解するとともに、どうなりたいのかを丁寧に聞きます。そして、まずは本人に『流暢な発語の獲得の兆し』を感じ取ってもらえるように心がけています。

ケース 吃音が直らないのなら学校に行かないと宣言した女の子［中2］

```
0分              5分                    75分                85分
[1]相談申込  ›  [2]本人面接前の相談  ›  [3]本人との面接および検査  ›  [4]保護者への指導
  の電話         内容の簡単な聴取                                  の進め方などの説明
```

［1］ 相談申し込みの電話

相談の申し込みは、すべて電話で受け付けています。

梅村　どのようなご相談でしょうか？
母親　中学2年の女の子なんですが…。吃音で、学校でいろいろあって、このまま吃音が直らないなら、2学期から学校には行かないと言っていて……。中学生なんですが、相談したり、指導していただいたりは、できるんでしょうか？

- 相談の電話は、中学2年1学期の終業式前後に入りました。母親からの弱々しい不安な声での相談は、「吃音が直らなければ学校には行かないと娘が言っている」という深刻なものでした。
- 「学校でいろいろあって」の『いろいろ』の内容は想像に難くありませんでした。でも、こんなに問題が深刻化するまでの間、学級担任や特に国語の教科担任はどのように問題を理解し対応していたのだろうか、「中学生なんですが…、指導していただいたりできるんでしょうか？」とのことばからは、小学生のとき、ことばの教室には通級していたはず、なぜ今まで解決していなかったのかなど、母親から発せられるさまざまなことばのひと言ひと言に想いを巡らせながら話を進めました。
- 小学校の2年から4年までの3年間、ことばの教室に通級したそうです。4年生になっても、紙飛行機を作ることやすごろく、お絵描きやオセロなどのゲームばかりで、通っても話し方が良くならず、授業を抜けて通級していたので勉強が遅れると本人が考え本人の意思で通級を止めることにしました。ことばの教室の先生からは、本人が終わりにしたいと言うならそれでいいということだったそうです。

［2］ 相談室へ来室：絵衣さん（仮名）との面接前の相談内容の簡単な聴取

初回面接およびインフォームドコンセントは、基本的には待合室で行ないます。

- まずは待合室で、母親からの電話での相談の内容が、「娘の絵衣さんが、国語での音読や委員会への出席、日番の進行などを考えただけでも吐き気や動悸がするのがひどくなって、吃音が直らないままでは、2学期から学校に行きたくないし、行けない」と訴えているということ、そして、「本当は、学校は嫌いではなく行きたい。部活は楽しい。だから、吃音を直し、登校できるようになりたいと登校への意欲は捨てていないので、2学期が始まるまでに何とか直し

てあげられないでしょうか。直らないまでも、せめて良くなる見通しをもたせてもらえないでしょうか」という内容であったことを母親に確かめるとともに、吃音に限らず他に相談したいこと、話しておきたいことはないかを確かめました。
・一方、絵衣さんは、やや猫背気味に肩を丸めて不安そうでしたが、母親と梅村との会話に耳を傾けていました。梅村が、「お母さんから、今、相談のことをお聞きしたけど、今の内容で絵衣さん自身もいいですか？」とたずねると、梅村の目を見て即座に「はい」としっかりうなずきました。
・母親の語る絵衣さん像、そして、梅村と母親の話に聞き入る絵衣さんの様子から、絵衣さんには、主体的に現在の状況を変えていく力はすでに内在していそうだと判断、面接の部屋を個別指導室に変更し、絵衣さんと1対1での面接を行なうことにしました。

［3］ 本人との面接および検査

　面接や検査は、基本的に保護者および本人の同意を得てビデオに撮ります。机を挟んで対面して座りました。個別指導室は、幼児にも使用するため、高めの机とピアノ椅子を使用しています。

梅村　（椅子の座席が高めに設定してあったので座ることに戸惑っている絵衣さんを見て）6歳の子も使うので高くなっているんだけど…、これくらいの高さでいい？（と言いながら、椅子の高さを調整する。絵衣さんが座る。座っている絵衣さんを見て）つま先がちょっと不安定みたいだから、もう少し低い方がいいかな？（と言いながら再度調整）
絵衣　ああ、はい（と言いながら座る）。

・個別指導室に入って梅村が最初にしたことは、絵衣さんが座る椅子の高さの調整です。楽な姿勢で面接が受けられるようにすることは、面接場の環境設定としては基本ですが、それを、実際にその場で実行することで、絵衣さんとの心的距離を少しでも縮めておきたいという配慮です。

梅村　改めて、梅村といいます。
絵衣　よろしくお願いします。
梅村　どもる、吃音とも言うんだけど、今までの中で、一番困ったことは？　お母さんから電話してもらって、今日ここに来たわけだけど、<u>お母さんが言うからとかお父さんが言うからというのではなく、自分の吃音というのをどのように考えているの？</u>
絵衣　一番困っているというのは、最近はそれほどではないんですけど、えーと、1年生の国語の授業で教科書を読むんですけど、その時に、本当に話せなくなって泣いちゃったことがあるんですけど。その時に、（涙声になり小声で）やっぱ周りの友達の視線とかが気になって、話せなくて、やっぱ変だなあって思われているんじゃないかなと思って…とか。（気持ちを自分で立ち直らせて声の大きさを戻す）最近では、担任の先生とか各教科の先生に相談してもらって、授業中教科書を読むとかは配慮してもらってて、

今はそんなんじゃないんですけど、やっぱり…、あのー、なんか、教科書とかも、あのーずっと配慮してもらってるとかは、ちょっと自分ではダメかなと思うし、やっぱり、話すこととかも、あのーなんかわかんないんですけども、えーと、そのー、前までは、その、皆の前で喋れないので、学校の何とか委員会があったんですけど、皆の前で話せないのでそういうのになれなかったんですけど、なんか、相談室に通うことになって、もしも良くなったら、そういうのにもなってみたいなと思ったりというもあるので…。

・「１年生の国語で音読の際、ことばがでなくって泣いてしまったことがある」と絵衣さんから発せられたことばへのリアクッションには、泣いてしまったことへの心情理解を深めるための質問を重ね、辛かったことへの共感を示していくという対応もあるのですが、<u>自問自答のように語る絵衣さんのことばからは、共感するよりは、自分で答を導き出すのを待ってあげたほうがよいと感じ、聞き続けることにしました。朗読や発表の免除は、決して絵衣さんの心を癒すことにはならなかったことが伝わってきます。</u>

・「やっぱ」から「やっぱり」へことば遣いが変化してきました。「やっぱ」は、ことばの方向が自分に向いているので、絵衣さんにとっては違和感のない自然なことば遣いになったものでしょう。「やっぱり」への変化は、面接者である梅村を心情的に相談相手として認めつつある状況と理解し、指導の内容や方法などを提示していくことにしました。

梅村　何の委員会になってみたい？
絵衣　委員会はしているんですけど、実行委員とか、皆の前で話す代表みたいなのに友達もなってて、その友達からも絵衣ちゃんもやってみたらと言われるんですけども、やっぱり皆の前で話せないので、ずっと断ってきたので、やっぱりいったん良くなるとか、そういうのであればなってみたいなっていう気持ちもあるんで…。
梅村　なるほど。もし今、１年生とかの経験から考えて、今、こんな委員とかこんな実行委員をやってみたいっていうのある？
絵衣　んーと、えー実行委員とかは、やっぱり皆の前で話すとか…
梅村　（畳み掛けるように）<u>何でもいい？　どんな実行委員会でもいい？　そういう機会があるんであれば？</u>
絵衣　なんか皆の前で話せたらうれしいかなって思いますけど（と言って笑顔になる）。
梅村　なるほど、そうか。

・どんな実行委員をやってみたいかの質問に、絵衣さんの思考の始まりが、また『喋れない』方を向いてしまいました。ですから、その思考を遮るように「何でもいい？」と質問を入れました。皆の前で話している自分が想像できたのかもしれません。それが笑顔を引き出したのかなと思います。

梅村　高校３年の男の子だったんだけど、学校で配慮してもらって、国語での朗読は免除してもらっている。彼が言うには、免除してもらってて、皆の前でどもって読むとか、苦しそうになるのを見られないのはいいんだけど、特別扱いしてもらっていいんだろ

うかと悩むと言っていたんだけど。
絵衣　私も今思ってて…。
梅村　思う？　やっぱり。

　苦手なことを避けさせるのは絶対に良くないから1行でも1文字でも読ませるという先生がいる。一方で、無理に読ませて楽しい学校生活が送れなくなる方が問題だから朗読や発表を免除してくれる先生もいる。梅村としては、どちらも正解だと思っている旨を解説した上で

梅村　自分の中で、配慮してもらうことでの、何か後ろめたさみたいなのがあるとすると、やっぱり、解決するために何かに取り組んでいくという気持ち、これも大事。
絵衣　（軽くうなずく）
梅村　それでね。<u>何をしましょうかっていうときに、目標があった方がいいんです。いつか何処かで何となく良くなったらっていう考え方はしないで。</u>さっき言ってたじゃない、お友達と一緒に前に出て進行したり、話す機会の多い実行委員の役をやってみたいって。これをやってみたいから、それに向けて、どういうことばが言えたり、説明する文が読めたりできればいいか、目標をもって練習する方が、何となくやるよりもずっといいんです。去年1年間を振り返って、どういう委員会があって、どういう活動があってと考えてみて、あれはやってみたいなというのがあればいいんだけど…。9月じゃ早いので、12月頃までにある活動を考えてみて…。
絵衣　（ちょっと思案する）
梅村　ちょっとしたことばだったら10月でもいい。
絵衣　えーとですね。この前、職場体験ていうのがあって、11月頃に職場体験でやったことを皆の前で発表しなければならなくって…
梅村　皆の前って何人くらい？
絵衣　グループがあるんですけど、介護福祉グループ、各店舗に行って接客をやってみたりだとか、グループごとにやるのかなあ？　前までは、その発表とかができなくて、発表があるときは、保健室で休ませてもらっていたんですけども、（独り言のように）なんか発表したほうがいいかなと思うので。たぶん秋とか、その頃にあると思います。あと、来年の夏くらいに弁論大会というのがあって、5から6人の班で発表しあって、その中の班代表が学級で発表して学級代表になって、全校の生徒の前で発表するんですけど、去年は、班での発表のとき、お腹が痛くなって保健室に行って、自分の考えた文を発表しなかった。今まで避けてきたので話せればいい。
梅村　やれればいいなということがたくさんありそうなので、どれかにターゲットを絞るといいね。
絵衣　はい。

・その後、以下の順で、相談室での指導内容や指導方法の説明および吃音頻度検査（ジャックと豆の木）を行ないました。

① 不安や緊張には、イメージによる系統的脱感作法を行なうこと。不安場面についてのアンケート（不安場面調査表：192～194ページ）は、そのためのものであること
　※次回まで、誰とも相談することなく記入してくるようにとアンケートを渡しました。
② ことばを使う実践としては、行動リハーサルやサイコドラマ風即興劇などを実施すること
③ 音読練習で使用する11の文章のすべてを読んでから、練習をしていく順番を決め、音読教材「まけるな」を作成し、音読練習を行なっていくこと
④ 吃音頻度検査（ジャックと豆の木）の実施
　※一般的に「ジャックと豆の木」による吃音頻度検査は、5回読んだ結果を分析しますが、相談室では、7回読んでもらいます。5回目までの読みは、従来と同じですが、6回目は、梅村が絵衣さんの読み方に沿うように読んだり、文頭を若干遅れて読み始める（DAF効果）などの刺激を与えます。そして、6回目の読みが終わった直後に7回目を読んでもらい、5回目と7回目の読みやすさの違い、6回目と7回目の読みやすさの違いを述べてもらいます。
　　絵衣さんは、6回目はとても読みにくいところもあった（DAF効果）が、それでも5回目よりも7回目が読みやすかったとのこと、6回目で行なった読みに対する刺激は、絵衣さんの音読にとって効果があると判断しました。
⑤ 発語指導プログラムの説明（191ページ）では、3つの領域について、段階的に練習していくこと、そして、どの辺りの練習ができると生活の中でどんなことがどの程度できるようになるかなど
　※プログラム［e2-1：1枚の絵のSVO文での説明］で使用する「パンが女の子で手を食べている」の絵カード（助詞理解の難しい子のための絵カード）を絵衣さんが見て、「おお怖い」と言いながらも笑みがこぼれました。
⑥ 「あ」や「お」など主に母音に対する苦手意識については、短文シート（195～196ページ）や短文カード（197ページ）を用いて、苦手と感じることばへチャレンジしていくこと
　※絵衣さんには、音読頻度検査でも「あ」や「お」が語頭の単語では10秒近く唇が小刻みに震えるだけで声がでないなど、「あ」や「お」に対する恐れがありました。そして、絵衣さん自身そのことを強く自覚していました。そこで、たくさんの短文シートや短文カードを見せ、『不安や恐れが生起しない』シートやカードから練習を始め、苦手と感じていることばに徐々に慣れていくという練習方法（現実脱感作法）があることを説明しました。また、苦手なことばとは、喧嘩するのではなく仲良くなると考えると緊張感は和らぐということも話をしました。
　　短文シート（196ページの「お④・⑤」）や短文カード（197ページの「お④～⑤」）を見た絵衣さんは、苦手な「あ」や「お」の文字のサイズが大きかったり、フォントがバラバラだったり、さらに着色してあるので、初めは「えー！　読めるかな？」と驚いていましたが、<u>特訓して慣れていくのではなく、何度も触れていくうちに平気になっていくという『頑張らない練習（現実脱感作法）』であることの説明を受け、安心したようでした。</u>また、色では、「同じ単語の語頭の『お』でも、文字が赤だと強く目に飛び込んできてドキッとして構えるが、青の方が赤よりもほんの少しだけ緊張しない…」と色による緊張感の違いも話してくれました。

・ことばの練習よりも部活を優先すること、従って通室は週1回で午後8時以降とし、曜日は、付き添う母親の都合もあるので母親と相談し決めることを絵衣さんが了解し、絵衣さんとの面接を終えました

指導室を出るとき、絵衣さんには、何かほっとした様な笑顔が見られました。

［4］ 保護者への指導の進め方などの説明

　　<u>吃音を話題にすることがタブーだった家族に、吃音を話題にするきっかけを与えたいとの思いもあり、指導の内容や指導方法の概略は絵衣さんに詳しく説明してあるので絵衣さんから説明してもらってくださいと、絵衣さんに託しました。</u>
　　また、吃音は、流暢さの面で完全に直るものではなく、吃音と仲良くならなければならない面もあることも説明しました。そして、通室曜日と時間を決め、通室することになりました。

▶ 2回目以降の指導と絵衣さんの様子（初回面接＝通室1回目）

通室3回目：音読教材「まけるな」および系統的脱感作に用いる不安階層表が完成しました。
　　北川敬一さん制作のDVD「ただ、そばにいる」を観ることを勧めました。3巻を一気に観たそうです。そして、感想文を書いて見せてくれました。
通室4回目：音読教材「まけるな」を用いての音読練習を始めました。
　　初めての練習でしたが、「簡単に読めた！」とびっくり。楽に声を出して、つまり、どもらない努力をしないで読めたことを実感しました。それは、2学期の始業式の5日前のことでした。そして、2学期初めての登校日、絵衣さんは、普通に登校したのでした。

　　12月上旬には、発語の練習のターゲット（目標）にした、班での職場体験の発表もやりとげました。
　　さらに、通室してちょうど1年後、中学校3年生の夏休みに入って間もなく、ある研究会で、約40名の先生方を前に、自身の吃音の体験を発表する機会を得ました。発表の際、絵衣さんは、初めの挨拶で、「おはようございます」にするか、苦手な『お』を避け、「皆さん、おはようございます」にするか、前日の夜から、不安と緊張のあまりお腹が痛くて吐き気がするほど悩んでいました。発表当日、発表席で、隣の梅村に「先生は、どっちがいいと思いますか？」とささやきました。「先生方の様子を見てみて…。（間）どう、先生方の雰囲気を貴方なりに感じて、どちらにするかは、自分で決めて…」と梅村。実は、梅村は、緊張感を誘発するように絵衣さんの発表原稿の母音の文字のすべてを青い太文字にしていたのでした。はたして、絵衣さんは、「おはようございます」から話を始めました。さらに成長した瞬間と感じました。

会話を進めるテクニック

- 基本は、相談者から発せられたことばを噛み砕くように訊きながら、「相談者が、今、ここで、何を望んでいるか」に沿うように、必要に応じて雑談（会話の潤い）も交えながら会話を進めます。主訴の次に吃歴を聴いて、次に検査をしてというようなパターン化した流れにならないように留意します。
- 絵衣さんの場合、約1ヵ月後の登校へ向けて第一歩が踏み出せるようにするとの観点から、初回面接85分間の全体を通して、現況を聞くだけでなく、「絵衣さんは、何をしなければならないか」をはっきりさせると同時に、「相談室では、絵衣さんに何がどの程度できるか」を提示することで、前に通った機関と違った印象を絵衣さんが感じ取れるようにしました。
- 「えーと」「あのー」「なんかー」は、どもりを目立たなくする挿入語と考えられがちです。しかし、これらのことばは、「こんなことを言うと変に思われないかな？」「理解してもらえるかな？」など聞き手に対する軽い不信の感情がまだ拭いきれていない、また、「これから話す内容を想像し、辛くなる。悲しくなる」などの話し手の『想いの揺らぎ』から発せられたと常に理解することが、「人を理解する」ことになると考えています。
- 「教科書を読むんですけど、話せなくなって」は、正確には「読むんですけど、読めなくなって」になります。このようなことばの言い間違いには、言い間違える心的背景があると考え、それを探るようにします。そこに真実があるのかもしれないからです。

保護者の信頼を得るポイント

絵衣さんは、個別指導室を出て待合室に戻ったとき、待合室を出て行くときとは打って変わった表情、安堵感そしてかすかな笑顔を母親に見せました。かすかな笑顔ですが、親がこの笑顔に触れたとき、指導者に対する信頼の一歩が生まれたのではないかと思います。

菊池の視点

　梅村先生の特色は、子どもの語りを大切にされ、吃音の怖さのためにためらいを感じたら、背中を押しているところです。発話の練習もしますが、その根底は「頑張らない練習（現実脱感作法）」です。

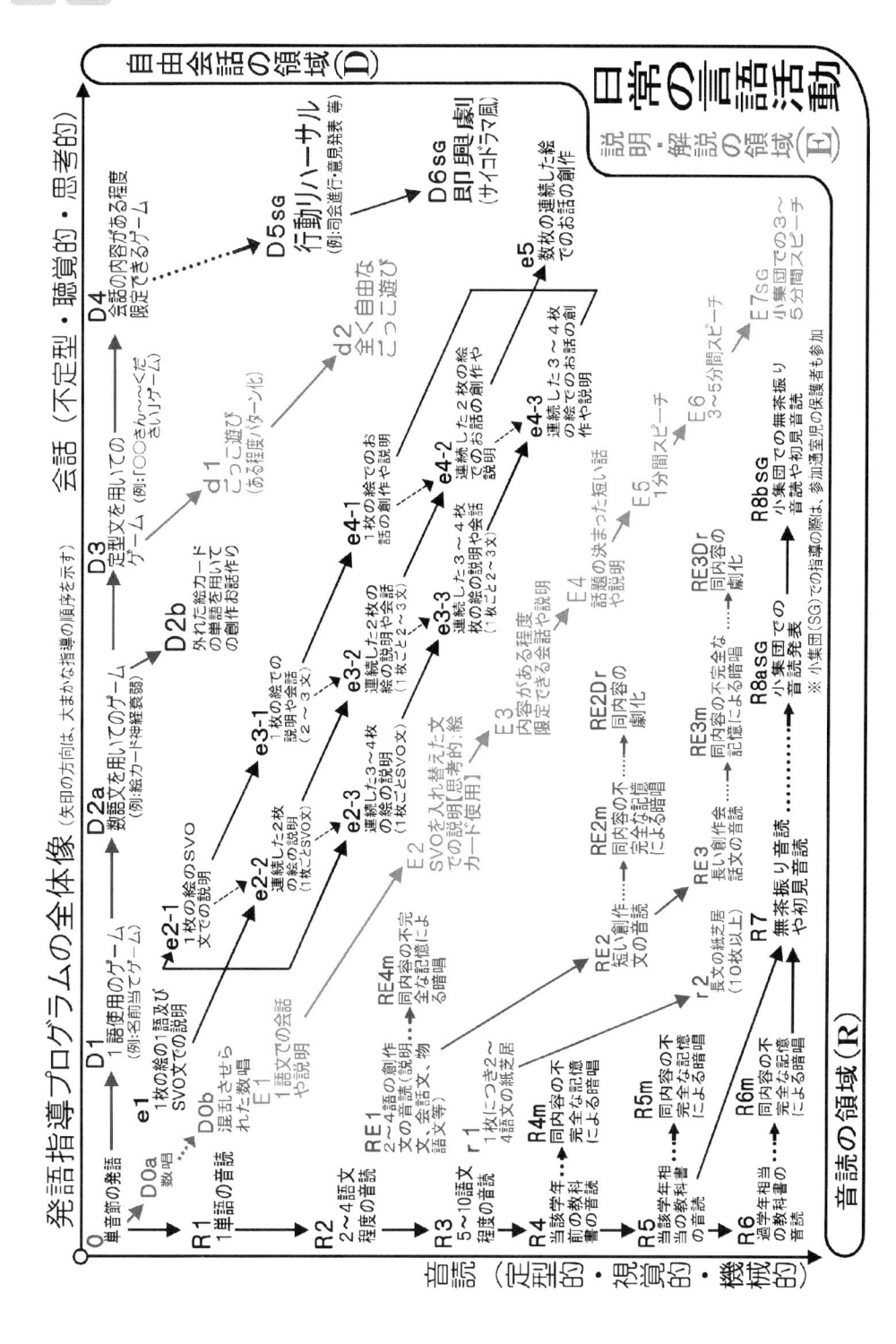

資料

発話指導プログラムの全体像（矢印の方向は、大まかな指導の順序を示す）

日常の言語活動

自由会話の領域（D） 会話（不定型・聴覚的・思考的）

- D1 1語使用のゲーム（例：名前当てゲーム）
- D2a 数語文を用いてのゲーム（例：絵カード神経衰弱）
- D2b 外れた絵カードを用いての単語の創作やお話作り
- D3 定型文を用いてのゲーム（例：○○さんください ゲーム）
- D4 会話の内容がある程度限定できるゲーム
- D5sg 行動リハーサル（例：会話進行・意見発表 等）
- D6sg 即興劇（サイコドラマ同）

- d1 ごっこ遊び（ある程度パターン）
- d2 全く自由なごっこ遊び

説明・解説の領域（E）

- e1 1枚の絵のSVOやSVOXでの説明
- e2-1 1枚の絵の説明
- e2-2 連続した2枚の絵の説明（1枚ごとSVOX）
- e2-3 連続した3～4枚の絵の説明（1枚ごとSVOX）
- e3-1 1枚の絵での説明や会話（2～3文）
- e3-2 連続した2枚の絵の説明や会話（1枚ごと2～3文）
- e3-3 連続した3～4枚の絵の説明や会話
- e4-1 1枚の絵での話や会話の創作や説明
- e4-2 連続した2枚の絵でのお話の創作や説明
- e4-3 連続した3～4枚の絵の連続したお話の創作や説明
- e5 数枚の連続した絵でのお話の創作

- E1 1語文での会話や説明
- E2 SVOを入れ替えた文での説明[思考的]・絵カード使用
- E3 内容がある程度限定できる会話や説明
- E4 話題の決まった短い話や説明
- E5 1分間スピーチ
- E6 3～5分間スピーチ
- E7sg 小集団（SG）での3～5分間スピーチ

発語の発話

- 0 単音節の発話
- D0a 数唱
- D0b 混乱させられた数唱

音読の領域（R） 音読（定型的・視覚的・機械的）

- R1 1単語の音読
- R2 2～4語文の音読
- R3 5～10語文の音読
- R4 当該学年相当前の教科書の音読
- R5 当該学年相当の教科書の音読
- R6 過学年相当の……教科書の音読
- R7 長文の紙芝居（10枚以上）
- R8bsg 小集団での無茶振り音読
- R8bSG 小集団での無茶振り音読や初見音読

- r1 1枚につき2～4語文の紙芝居
- r2 長文の紙芝居（10枚以上）

- RE1 2～4語の創作文、会話文等
- RE2 短い創作文の音読
- RE2m 同内容の不完全な記憶による暗唱
- RE2Dr 同内容の劇化
- RE3 長い創作文、会話文の音読
- RE3m 同内容の不完全な記憶による暗唱
- RE3Dr 同内容の劇化
- RE4m 同内容の不完全な記憶による暗唱
- R4m 同内容の不完全な記憶による暗唱
- R5m 同内容の不完全な記憶による暗唱
- R6m 同内容の不完全な記憶による暗唱

※ 小集団（SG）での指導の際は、参加児童の保護者も参加

幼児／小学校低学年／小学校中学年／小学校高学年／中学生

『いろんな人とお話する時、教室で本読みや発表をする時、どんな気持ちになるか？』というアンケート

【吃認識有SUD】

> このアンケートは、あなたが、教室で本読みをしたり発表をしたりするとき、また、家族や友だち、先生などの人たちとお話をするとき、あなたが、『どんな気持ちになるのか』について質問するアンケートです。
>
> アンケートには、「お母さんに、学校のできごとを話す」や「国語の時、教科書を立って読む」「学級会で自分の考えを発表する」など、あなたが、本読みや発表や話をする場面がいろいろ出てきます。このいろいろな場面で、『ドキドキしたり』『緊張したり』『あがったり』『顔がほてってきたり』『ふるえてきたり』『不安になったり』することがあるのかどうかを答えて下さい。
>
> あなたの勉強態度が良いとか悪いとか、また、頭が良いとか悪いとかを調べるものでは、ありません。
>
> あなたのコトバでのつっかえやどもりを少しでも良くするためのアンケートですから、お父さんやお母さん、先生に見せたり、相談したりしないで書いて下さい。

《 記入の仕方 》

① いろいろな場面は、全部で５１番まであります。『ドキドキしたり』『緊張したり』『あがったり』『顔がほてってきたり』『ふるえてきたり』『不安になったり』すると言っても、［ぜんぜんそうならない］［少しだけそうなる］から［とっても、ものすごくそうなる］まで、場面に対する気持ちが違うと思います。いろいろな場面で、どんな気持ちになるかよく考えて、SUD100から０までのどれかに○印をつけて下さい。

> ＳＵＤとは？ … 緊張したり不安になったりする気持ちに対する点数のことです

【SUD ０から100までの 気持ち の様子】

- 100 … 一番そうなるのを100点として、ほかの場面の点数を考えて下さい
- 80
- 60　20から、だんだん『緊張する』『あがる』『顔がほてる』『不安になる』などの気持
- 40　ちになり、100 が一番ひどくそうなることを示しています。それぞれの場面で何点ぐ
- 20　らいの気持ちになるのか、よく考えて、０から100 のどれかに○印をつけて下さい。
- ０ … ぜんぜん、まったくそうならない

② 初めに、１番目から５０番目までの中から、良く考えて一番そうなる【SUD＝100】と思われる項目を選んで、その番号を整理表にある『SUDが100になる項目の番号』の（　）に全部書き出して下さい。（　）がたりないときは、自分で書きたして下さい。

③ わからない時は、次に進んで下さい。そして、５１番まで答えてからもう一度考えて答えて下さい。質問の中には、まだ自分が経験したことがない場面があると思います。その時は、まず番号に△印をつけて下さい。そして、『もし、そんなことがあったら』と想像して答えて下さい。

出典：小林重雄・小玉正博・梅村正俊・遠藤真（1976）学齢児の吃音行動に対する系統的脱感作法の適用(1) 行動療法研究2巻1号 p56-62

名前		学校名		学年	年	記入した日	年	月	日

SUD　0　20　40　60　80　100

1　お母さんに、学校のできごとを話す
2　家に来たお客さんに、お母さんから「あいさつしなさい。」と言われてあいさつする
3　言いにくい（どもりやすい）ことばの入った地名のキップを係の人から買う
4　近所の店で、「〜〜ください」と言って買い物をする
5　お父さんに、学校のできごとを話す
6　話をしているとき、言いにくい（どもりやすい）ことばを言わなければならないことがわかる（に気がつく）
7　お父さんに、遊びに行って良いかを聞く
8　お母さんに、ことばの教室のことを聞かれて答える
9　友だちに電話をする
10　好きな女の子（あなたが女の子なら「男の子」）に話しかける
11　お母さんに、遊びに行って良いかを聞く
12　近所のおばさんから、話しかけられる
13　るす番をしている時、知らない人から電話がかかってきて話す
14　お父さんに、ことばの教室のことを聞かれて答える
15　おばあさんのことづけを家の人に伝える
16　家の人と話す時、どもって話すので、相手がイライラしてくるのを気にしながら話す
17　家の人と話をしていて、どもった時「もっとゆっくり話しなさい。」などと注意される
18　るす番をしている時、知らない人が来たので、家の人がいないことを告げる
19　誰からきたのかわからない電話に出る
20　近所のおばさんのことづけをお母さんに伝える
21　家のことづけを先生に話す
22　るす番をした時、るす中のことを家の人に話す
23　近所のおばさんと話をしていて、つっかえたりどもった時、おばさんが変な顔をしたのがわかる
24　回覧板を持っていき、「回覧板です。」と、その家の人に言う
25　先生に、ことばの教室のことを聞かれて答える
26　国語の時、教室の前に出て、みんなの前で教科書を読む
27　自分から先生の所に行き、話をする
28　当番で朝の話や司会をする

幼児　小学校低学年　小学校中学年　小学校高学年　中学生

		SUD 0 20 40 60 80 100

29 国語の時、前の人が読んだところと同じところを読む

30 国語で、教科書を3番目に読まなければならないとき、だんだん自分の番に近づいてくる

31 国語の時、どもりながら教科書を読むので、まわりの人たちが変な顔をしているのを気にしながら読む

32 理科の時、自分が調べたことを手をあげて発表する

33 学級会や委員会で、議長になって話や司会をする

34 算数・数学の計算問題の答を手をあげて答える

35 廊下で、急に先生から呼び止められて話をする

36 学級会や委員会の時、自分の考えを手をあげて発表する

37 国語の時、自分の席に立って教科書を読む

38 国語の時、自分の席で、教科書の練習していないところを立って読む

39 学級会や委員会で、3番目に意見を言わなければならないとき、だんだん自分の番に近づいてくる

40 理科で、順番に意見や答を言わなければならないとき、だんだん自分の番に近づいてくる

41 道徳の時、自分が考えたことを手をあげて発表する

42 社会で、順番に意見や答を言わなければならないとき、だんだん自分の番に近づいてくる

43 国語の時、どもりそうなことばや音の入った文章を読む

44 社会の時、先生から当てられて、意見や答を言う

45 自分と同じ係の女の子（あなたが女の子なら「男の子」）に話しかける

46 先生と話をしていて、どもった時、先生が変な顔をしたのがわかる

47 国語の時、教科書を数人で立って読む

48 社会の時、自分が調べたことを手をあげて発表する

49 国語の時、急に当てられ教科書を読む

50 理科の時、意見や答を言う

51 50番までの他にも不安になったり緊張したりすることがありますか？（1 ある　2 ない）

【整理表】

SUDが100になる項目の番号（　）（　）（　）（　）（　）（　）（　）（　）（　）（　）

予期不安 … 6（　） 30（　） 39（　） 40（　） 42（　） 43（　）　　電話不安 … 9（　） 13（　） 19（　）

対人不安M … 1（　） 8（　） 11（　）　　対人不安T … 21（　） 25（　） 27（　） 35（　） 46（　）

対人不安F … 5（　） 7（　） 14（　）　　対人不安S … 2（　） 4（　） 12（　） 18（　） 24（　）

発言場面 … 32（　） 36（　） 39（　） 41（　） 44（　） 48（　） 50（　）　　司会等 … 28（　） 33（　）

音読場面 … 26（　） 29（　） 30（　） 31（　） 37（　） 38（　） 47（　） 49（　）

「語に対する恐れ」に対応する教材

●短文シート（A4判）

　短文シートでは、25の文を使用しています。これらの文は、構音訓練のためのドリルブック（協同医書出版社）などからそのまま引用したり、目的に合わせて文を加工しています。不足分は、自作してあります。

- 「語に対する恐れ」に対応する短文シートでの指導は、まず、苦手な語が文頭にないか、少ない文章での練習で、「楽な発語」での音読が可能になった頃から導入します。
- 導入に当たっては、本人のチャレンジ精神を高めます。それが、苦手な語に対する不安や恐怖を抑制する力になるからです。苦手な母音が集中的に出てくる文での「楽な発語で読めた」という経験が、音読への自信になっていくように励まし、褒めながら指導を進めます。
- 特に中学生以上の場合、「楽な発語」の際の『発語の仕方』を自覚させ、その発語で音読するように促します。

基本文（原文のまま）

お ①（基本文）

01　おこった　かおは　おそろしい
02　おしばなの　しおりを　おくります
03　おいしい　おすしを　おすそわけ
04　おばが　おがわに　おちました
05　おもての　おおかぜ　おさまった
06　おとなと　おなじ　おかずです
07　おおきな　おにを　おしたおす
08　おもいおもいに　おりがみを　おる
09　おとといは　おそくまで　おきていた
10　おりづるの　おりかたを　おそわった
11　おにわに　おちてた　おにの　めん
12　おかあさん　おたんじょうび　おめでとう
13　オレンジの　おいしい　においが　します
14　おおきな　おとで　おおかみを　おいはらおう
15　おっとっと　オットセイが　ボールを　おとした
16　ごましおの　おおきな　おにぎり　おいしいね
17　おんなのこと　おとこのこで　おにごっこを　しています
18　おばあさんに　おおかみが　いきおいよく　おそいかかる
19　おおこわい　ライオンと　おひるねしている　おうじさま
20　おくびょうな　あおおには　ものおとに　おどろいた
21　おやおや　やおやなのに　かつおの　おさしみが　おいてある
22　おおあめに　あったので　おおいそぎで　うちに　かえりました
23　おばあさんは　あたたかい　おちゃを　のんで　からだを　あたためた
24　おうじの　おとうさんは　おうさまで　おかあさんは　おきさきさまです
25　おとなりの　おじいさんと　おばあさんが　おもしろい　おどりを　おどっている

出典：岡崎恵子・船山美奈子編著『構音訓練のためのドリルブック改訂第2版』（協同医書出版社、2006）
ただし、「12・18・19・21・23」の文は、山形言語臨床教育相談室作成

わかち書きなしの平仮名文

お ②（平仮名＋句読点なし）

01　おこったかおはおそろしい
02　おしばなのしおりをおくります
03　おいしいおすしをおすそわけ
04　おばがおがわにおちました
05　おもてのおおかぜおさまった
06　おとなとおなじおかずです
07　おおきなおにをおしたおす
08　おもいおもいにおりがみをおる
09　おとといはおそくまでおきていた
10　おりづるのおりかたをおそわった
11　おにわにおちてたおにのめん
12　おかあさんおたんじょうびおめでとう
13　オレンジのおいしいにおいがします
14　おおきなおとでおおかみをおいはらおう
15　おっとっとオットセイがボールをおとした
16　ごましおのおおきなおにぎりおいしいね
17　おんなのことおとこのこでおにごっこをしています
18　おばあさんにおおかみがいきおいよくおそいかかる
19　おおこわいライオンとおひるねしているおうじさま
20　おくびょうなあおおにはものおとにおどろいた
21　おやおややおやなのにかつおのおさしみがおいてある
22　おおあめにあったのでおおいそぎでうちにかえりました
23　おばあさんはあたたかいおちゃをのんでからだをあたためた
24　おうじのおとうさんはおうさまでおかあさんはおきさきさまです
25　おとなりのおじいさんとおばあさんがおもしろいおどりをおどっている

出典：岡崎恵子・船山美奈子編著『構音訓練のためのドリルブック改訂第2版』（協同医書出版社、2006）
ただし、「12・18・19・21・23」の文は、山形言語臨床教育相談室作成

ぎなた読みの文

お ③（ぎなた文）

01 おこったか おはお そろしい
02 おしば なのしお りをおく ります
03 おい しいおす しをおす そわけ
04 おち ばがお がわにお ちました
05 おも てのお おかぜお さまった
06 おと なとおな じおかずです
07 お きなお にをお したおす
08 おもい おも いに おりが みをおる
09 おと といはおそ くまで おきていた
10 おり るのお りか た をおそわった
11 おに わに おちて たお にのめん
12 おか あさんお たんじょう びおめでとう
13 おれん じのおい しいに おいがします
14 お おきな おとでお おか みをお いはらおう
15 おっ とっとおっと せいが ぼーるをおと した
16 ごまし おの おおき なおに ぎりお いしいね
17 おん なのこ とおと このこ でおにごっこ をしています
18 おばあさんにお おかみがい きおいよ くおそ いかかる
19 おおこ わらい おんとおひ るねし ているおう じさま
20 おく びょうなお おおに はものお とにお どろいた
21 おやや やや おや なの にかつ おのおさ しみお いて ありました
22 おお あめにあった のでお おいそぎ でう ちにか えりました
23 おばあ さんはあたたかい おちゃを のんでからだを あたためた
24 おう じのお とうさん はおうさ までお かあさん はおききさきさまです
25 おとな りのおじ いさん とおば あさんがおもし ろいおどりを おどっている

出典：岡崎恵子・舩山美奈子編著『構音訓練のためのドリルブック改訂第2版』（協同医書出版社、2006）
ただし、「12・18・19・21・23」の文は、山形言語臨床教育相談室作成

基本文への装飾

お ④（基本文＋カラー変形文字）

01 おこった かおは おそろしい
02 おしばなの しおりを おくります
03 おいしい おすしを おすそわけ
04 おちばが おがわに おちました
05 おもての おおかぜ おさまった
06 おとなと おなじ おかずです
07 おおきな おにを おしたおす
08 おもいおもいに おりがみを おる
09 おとといは おそくまで おきていた
10 おりづるの おりかたを おそわった
11 おにわに おちてた おにのめん
12 おかあさん おたんじょうび おめでとう
13 おれんじの おいしい においがします
14 おおきな おとで おおかみを おいはらおう
15 おっとっと おっとせいが、ぼーるを おとした
16 ごましお おおきな おにぎり おいしいね
17 おんなのこ おとこのこで おにごっこをしています
18 おばあさんに おおかみが いきおいよく おそいかかる
19 おお こわい らいおんと おひるねしている おうじさま
20 おくびょうな おおには ものおとに おどろいた
21 おやおや おやなのに かつおの おさしみが おいてある
22 おおあめに あったので おおいそぎで うちに かえりました
23 おばあさんは あたたかい おちゃを のんで からだを あたためた
24 おうじの おとうさんは おうさまで おかあさんは おきさきさまです
25 おとなりの おじいさんと おばあさんが おもしろい おどりを おどっている

出典：岡崎恵子・舩山美奈子編著『構音訓練のためのドリルブック改訂第2版』（協同医書出版社、2006）
ただし、「12・18・19・21・23」の文は、山形言語臨床教育相談室作成

ぎなた読みの文への装飾

お ⑤（カラー変形文字＋ぎなた文）

01 おこったか おはお そろしい
02 おし ばなのし おりをお くり ます
03 おい しいおす しをおすそわけ
04 おち ばがお がわにおちました
05 おも てのお おか ぜおさ まった
06 おと なとおな じお かずです
07 おおき なおにをお したおす
08 おもいおも いにお りがみをおる
09 おとと いは おそくま でおき ていた
10 おり づる のおりか たをおそわった
11 おに わにおち てたお にのめん
12 おか あさんお たんじょう びおめでとう
13 おれん じの おいし いにおいがします
14 お おきな おとでお おかみをお いはらおう
15 おっとっと おっとせ いがぼーるをお とし
16 ごまし おのおお きなお にぎりお いしいね
17 おんな ことおとこ のこでお にごっこをしています
18 おば あさんにおおか みがい きおいよ くおそいかかる
19 おお こわいらいおんとおひるね しているおう じさま
20 おく びょうなあ おおにはも のおとにお どろいた
21 おやお やや おやな のに かつおの おさ しみが おいてある
22 お おあめ になった でお おいそぎ でおう ちにえりました
23 おばあ さんはあ たたかい おちゃを のんでからだを あたためた
24 おうじ のおと うさんはおうさまで おかあさん はおきさきさまです
25 おとな りのおじい さん とおばあさんがおもし ろいおどりをおどっている

出典：岡崎恵子・舩山美奈子編著『構音訓練のためのドリルブック改訂第2版』（協同医書出版社、2006）
ただし、「12・18・19・21・23」の文は、山形言語臨床教育相談室作成

●短文カード（A4判またはA6判）

　「お」にかかわる短文カードは、基本的には、短文シートで用いた文を使用し、自作の文を含め30文を基本文としています。さらに、1つの文につき、12種類の表現形式をとっています。したがって、「お」の短文カードだけで360枚になります。以下の図は、絵衣さんに用いた「お」の21番目の文についての6種類の表現形式の例を示しています。

基本文（原文のまま）

お①A21

おやおや　やおや　なのに
かつおの　おさしみが　おいてある

わかち書きなしの片仮名文

お②B21

オヤオヤヤオヤナノニ
カツオノオサシミガオイテアル

ぎなた読みの文での行がえ

お③A21

おやお　やや　おやな　のにかつ
おのお　さし　みがお　いてある

基本文の行がえでの装飾

お④A21

おゃ**お**ゃ　ゃ**お**ゃ　なのに

かつ**お**の

おさしみが　**お**いてある

ぎなた読みの文での不規則行がえ装飾1

お⑤A21

おゃ**お**
やや　**お**やな
のにかつ
おの**お**
さし　みが**お**
いてある

ぎなた読みの文での不規則行がえ装飾2

お⑤D21

おゃおゃゃ**おゃ**な
のにかつ　**おのお**
さし　みがお　いてある

また、短文カードは、写真のように画像化し、パソコンでの提示や小集団での指導の際のプロジェクターでの提示など、提示の仕方にバリエーションをもたせます。

・短文カードでの指導に当たっては、まず、これらの課題に取り組むかどうかをしっかり話し合い決めます。そして、実際の指導では、どのような気持ちで取り組もうとしているのか、たとえば、「自信はないけどやろうとしている」「自信をもってやろうとしている」「これをやると自分にどんな良いことがあるの？と疑問を感じながらもやろうとしている」などの心情への配慮をしながら指導を進めていきます。
・音読中、苦手な語で難発などが生じたときは、『即座』に「楽な発語」になるようにサポートし、「楽な発語」での音読が続くようにします。
・パソコンのスライドショーでの提示の場合、カードの提示間隔を秒単位で設定したり、カードをランダムに提示するように設定したりすることができます。設定を相談しながら指導を進めることで、自分自身の考えで設定した提示を読みこなしていくことで得られる成就感や成功感は、単に「語に対する恐れ」に対する不安や恐怖を抑制するだけではなく、所属所での自発的な音読や発言をも促していくこともあります。
・音読教材「まけるな」、短文シート、短文カード、そして、教科書などでの音読指導でも『どもったと感じるどもり方や目立ちやすさ、そして、回数』について、『どの程度の非流暢さなら自分として許容できるのか』を話し合いながら、『どもったとする基準』が「厳しい基準」から「柔らかな基準」へ変化していくようにします。「柔らかな基準」が受け入れられるようになったとき、生活全般に変化が生じるようです。
・短文シートや短文カードなどの発語指導にかかわる教材は、子どものさまざまな要望に応じることができるようにでき得る限り多様な種類の教材と数を準備します。しかしながら、その指導においては、準備した教材のすべてを使用するわけではありません。『必要且つ最少の教材で、最大の効果を…』の観点から、教材の種類や数を精選し、その子どもの教材とします。

18 糸原弘承の方法

松江総合医療専門学校言語聴覚士科　言語聴覚士

設備 1回目は保護者と面接室、2回目以降は子どもと訓練室（部屋の広さや写真は後述）

教材・準備物 1回目と2回目で異なる（詳細は後述）。

私の方針

　中学生の年代は、いわゆる思春期の頃であり、身体面では第二次性徴により大人へと成長しますが、心理面がそれに追いついていない、つまり体の成長と心の成長がアンバランスな時期です。

　また、自我が芽生える時期で、周囲からどのように思われているかということにとても敏感になります。さらに第二反抗期の時期でもあり、相談相手も保護者から友達・恋人へと移っていくのが自然です。このことから保護者と子どもとの距離感も重要な観察ポイントになると思います。

　このような心理的変化の背景を理解した上で、まずは保護者・子どもともにしっかりと吃音についての想いをうかがいます。

　次に、吃音を非流暢という現象として客観的にとらえ、コントロールされた流暢性を目指すべく発声発語器官の説明をします。そして、楽な声の出し方を体験し、その応用として具体的に吃音で困っている場面（例：本の音読、電話や面接など）を疑似的に再現して発話の練習をします。また、子どもが自らの吃音のことをどのように認識しているか、その変化を継時的に把握します。

　吃音からくる不安などの心理面もサポートします。場合によっては、考え方の幅を広げるようなアプローチも行ないます。加えて、いじめや不登校などの二次的な問題の有無についても確認します。

ケース 高校受験の面接が心配な男の子［中3］

［1］予約の電話　▶　［2］1回目の来校：保護者と話す　▶　［3］2回目以降 子どものセラピー

＊時間制限はない

　セラピーは私の講義がない時間帯に入れています。初回〜数回目のセラピーでは、基本的に時間の制限を設けてはいません。これはしっかりと子ども・保護者双方の想いを聴き、ラポールをとり、訓練方法を理解してもらうためです。

　セラピーが軌道に乗るまでの流れは、①予約の電話、②1回目の来校：保護者との話、③2回目以降：子どもとのセラピー、としています。

　子どものセラピーの様子を保護者にフィードバックすることは、基本的に電話やメールで行なっています。

［1］予約の電話

糸原　どうなさいましたか。

母親　うちの子が3、4歳くらいからことばを繰り返し始めて…。小学校で通級（通級指導教室）に通ってたこともあったんですが、遊びがメインのようでして…。今年、中3になりまして、しゃべりはじめがつまって言いづらそうなんです。高校受験で面接もあるので心配で…。近くの病院の言語聴覚士さんに相談したところ、そちらを紹介されました。

糸原　そうだったんですね。それはご心配ですね。よくご連絡いただきました。一度お越しいただいて詳しくお話をうかがいたいです。お子さんが中学生ということは多感な時期なので、最初は保護者さんだけ来られる方がよいかもしれません。相談・訓練などにかかる費用はいただいていませんが、こちらが言語聴覚士の専門学校ということで、お子さんの様子をみて学生に検査や話の練習などに入らせていただくこともあるかもしれませんがよろしいでしょうか。

[2] 1回目：保護者との話

設備 面接室（12m²）
落ち着いて話ができる部屋

準備物 『吃音検査法』の「吃音検査法総合評価用紙」
（解説の冊子48-49ページ）

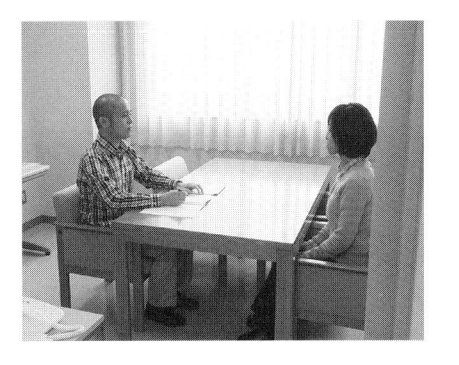

　保護者は子どものことを話すのにそれほど抵抗はないかもしれませんが、子どもは多感な時期で、自分が恥ずかしいと思っている吃音ことを、初めて会う第三者の前で話されるのを同席して聞くのは、つらい部分もあると思います。そのため、初回は保護者だけ来ていただくことが多いです。
　そして「吃音検査法総合評価用紙」（『吃音検査法』の解説48-49ページ）」をもとに話を進めていきます。

糸原　お子さんのことばのこと、ご心配ですね。
母親　はい…。しゃべろうとするんですが、最初の一言がなかなか出ないようで、最近は途中で言うのをやめちゃうことも…。志望している高校の受験に面接があるんですよ。本人はそれを意識し始めたのかな…。
糸原　そうだったんですね…。最初の一言が出てこないとつらいですよね…。受験では面接があるんですね。せっかく志望しているところだし、本人は変えたくもないでしょうし、変えてほしくもないですよね。
母親　そうなんですよ。あの子から、これをしたいというのはあまりないですから…。もっと早く、専門のところへ相談に行けばよかったです…。ネットを見たら、いろんな情報があって困ってます…。吃音って治らないと書いてありましたが…。
糸原　吃音のことはどこに相談すればいいか迷いますよね。専門家である言語聴覚士も吃音を対象としていない人が多いですから。おっしゃる通りでインターネットの情報は、ほんとかなと思うものもあります。吃音が治るかということについては、たとえば、熱さましを飲んで大抵の熱が下がるように、<u>吃音にはみんなに平等に効く万能薬が、今のところありません。だけど、できることは確実にあります。コントロールされた流暢性を目指す感じです。</u>まず楽に話す練習をしてから、その応用で入試の面接対策として、私や他の職員が模擬面接官になって練習をします。電話が苦手であれば校内の内線で電話の練習、また何か発表の予定があるようなら、うちの学生が聴衆になり発表の練習もできますよ。

　情報として、「小林宏明先生のホームページ」や『子どもがどもっていると感じたら』の本を紹介しています。
　また、子どもの吃音の程度を5段階（軽度1～重度5）くらいで記録してもらい、その隣にその日にあったエピソードを書いてもらうこともします。これは吃音の症状を数値化することでお子さんの吃音の状態を客観的に把握してもらうことと、重度な状態が続くときの生活の背景に、お子さんなりのストレッサーをみつけるねらいもあります。

保護者の信頼を得るポイント

まずは、こちらからの専門的な知識を伝えるよりも、保護者の想いに耳を傾けることを優先にしています。保護者が気になっている質問に応答する方がこちらからの情報が伝わりやすいという印象をもっています。その時に、保護者の話されることばでキーになってくる部分を、保護者が使った表現のままを繰り返したり、ある程度話されたことをまとめて返したり（要約）、私の理解を確認したりしています。

現段階で、吃音の万能薬はないことも伝えますが、具体的な訓練方法も同時に伝えます。また、いじめや不登校など二次的な問題も把握し、もしあるようなら学校との連携も必要になります。

[3]　2回目：子どものセラピー

設備
・校内にある言語訓練室（10m²）
　外に話し声がもれないように遮音してある

準備物
・『吃音・流暢性障害のある子どもの理解と支援』（175ページ）
・喉頭模型（ソムソ社GS４）
・『構音障害のある子どもの理解と支援』
　（21-22ページ）
・改訂版エリクソン・コミュニケーション態度尺度
　（『吃音の基礎と臨床』198ページ）
・『構音訓練のためのドリルブック　改訂第２版』

糸原　お母さんからお話は聞いたけど、ことばの状態はどんな感じですか。
A　前はしゃべりはじめを繰り返すことがあったけど、最近は、最初の一言目がでにくいです。
糸原　そうなんだね。それはつらいね。最初の一言目が出ないとあせるよね。学校の様子はどうですか。
A　国語の本読みが苦手です。部活の関係で部員の家電（家庭用の固定電話）にかけることがあって、携帯だと名前が出るからいいけど、家電は厳しいです。
糸原　国語の本は言い換えができないもんね。携帯は登録してあると名前が出るから、まだ気が楽だよね。確か高校受験で面接があるんだよね。
A　そうなんですよ。それが心配で…。
糸原　そうだよね。面接官、初めて会う人だし。合格がかかってるもんね。そうしたら面

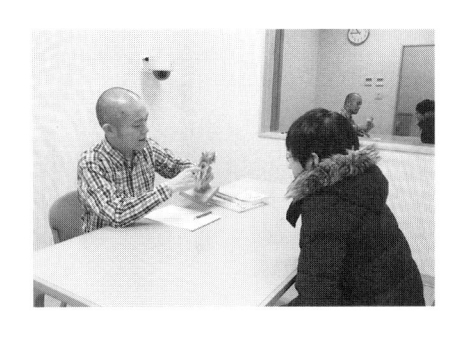

接の練習もしてみようか。その前に、声を楽に出す練習をしてみよう。

　保護者と同様に現段階で、吃音の万能薬はないことを伝えますが、具体的な訓練方法も同時に伝えます。具体的な訓練の流れとして、単音→単語→文のように進み、その応用として、本の音読、電話、面接の練習などに進んでいくことを伝えます。

　そのときに、訓練の流れを表にしてあるもの［207ページ参照］を呈示すると、これから先の訓練のイメージがつきやすくなると思います。

　次に自分の発話を客観的にとらえられるように、喉頭模型や発声発語器官のイラストが描いている本を見ながら声が出る仕組みを理解します。

▶発声発語器官の理解

　喉頭模型（ソムソ社GS４）や発声発語器官が描いてある本（『構音障害のある子どもの理解と支援』21-22ページ）を見ながら、ことばが出るメカニズムを理解します（207ページ参照）。

　たとえば、ブロックとは、運動会で綱引きをしながら話そうとしているようなものです。声帯に強い力が加わり、その時の声帯は発話に適している状態ではなく、その状態のままで無理に話そうとしているんだというように、ブロックにより生じるネガティブな感情と、その時の発声発語器官の状態を分けて、ブロックという現象を客観的にとらえられるようにしています。

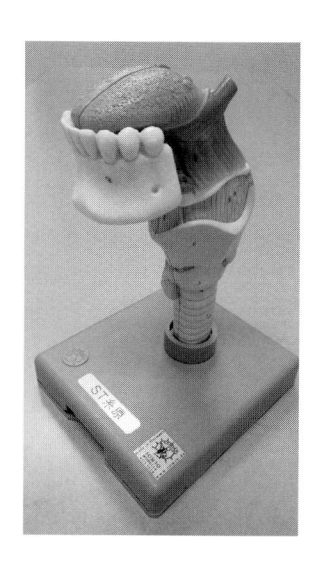

▶発声方法の理解

　苦手としている音が特定されている場合（例：「か行」が言いにくい）は、国際音声記号（IPA）の表（『構音障害のある子どもの理解と支援』48ページ）と構音位置についての図（同書26ページ）を参考に（208ページ参照）、苦手にしている音はどのようにしてだせるかを理解してもらいます（例：“か"という音は、口の中で上の方に舌で触れる硬い天井がありますよね。そこから舌の先をできる限り奥に動かしてください。ずっと奥に軟らかいところがあります。そこに舌の奥の部分がくっついて、離れる時にでます）。だそうとする子音の子音部（例：「か」であれば/k/）の音をイメージしてもらいます。そして息を吸い、はくときに、ささやき声のように音をだし始めます。この時に構音器官（軟口蓋などの構音点）は軽く接触するようにします。最後に母音部を加えます。母音単音の場合は「h」の音を最初につけます（例：/h/＋/a/）。

　単音から単語、文へと発話の長さを変えていきますが、苦手としている音が最初にくる単語や文がまとめてあると便利です。私は『構音訓練のためのドリルブック』を使ったりしています。

　なお、単語を発音するときは、最初の音と次の音をつなげぎみに、ゆっくりと、優しく

発することがポイントです。最後に、自分の吃音をどのように認識しているかを「改訂版エリクソン・コミュニケーション態度尺度（『吃音の基礎と臨床』198ページ）」に記入してもらいます（209ページ参照）。

　応用編として電話での練習を行ない、それに慣れてくると、次回の予約はその場で決めずに、帰宅後に電話で伝えてもらうようにします。また、保護者と同じように吃音の程度を5段階（軽度1～重度5）くらいで記録してもらい、その隣にその日にあったエピソード書いてもらうこともします。

会話を進めるテクニック

　保護者と共通のところは、今、吃音で困っているという想いに耳を傾けます。
　私の話すスピードは普段より遅くします。それはセラピストの発話スピードが子どものモデルになる可能性があるからです。
　そして、現段階で吃音の万能薬はないことを伝え、コントロールされた流暢性を目指すために、具体的な訓練方法も同時に伝えます。
　吃音がもとになって、やるべきことややりたいことに一歩を踏み出せていないとき、または不安が強くなっているときは、言語面だけではなく、心理面のサポートも必要です。不安が強くなるととかく、狭く・偏った考えになりがちです。このような場合、考え方の幅を広げるようなかかわり方も必要になると思います。これは「吃音があるから○○しない」というような回避を避けるためでもあります。

まとめ

　中学生をセラピーの対象とする際は、セラピストはまず疾風怒濤の時期ともいわれる思春期に特有な心理的土壌を理解することが大切だと思います。私は、私自身の吃音の経験なども話しながら、吃音の苦しさを理解できる兄貴のような距離感・存在でいるように心がけています。
　そして、どうやったら声が出るのか、ブロックとはどのような状態かなどを把握することで「自分＝吃音＝悪」という負の連鎖から、自らの吃音を客観的にとらえることができるようになると思います。「吃音という話しことばの非流暢な状態」とそれを発する「自分」とに距離がもてると、たとえ言語症状があろうとも、それにとらわれて生活する状態からは解放されるのではないかと思います。

文献・情報（文中で紹介した順）

- 小澤恵美・原由紀・鈴木夏枝・森山晴之・大橋由紀江著 『吃音検査法』（学苑社、2013）
- 小林宏明先生のホームページ　　http://www.kitsuon-portal.jp/
- 廣嶌忍・堀彰人編 『子どもがどもっていると感じたら』（大月書店、2004）
- 小林宏明・川合紀宗編著 『特別支援教育における吃音・流暢性障害のある子どもの理解と支援（シリーズ　きこえとことばの発達と支援）』（学苑社、2013）
- ソムソ社　舌付喉頭模型（GS 4 ）
- 加藤正子・竹下圭子・大伴潔編著 『特別支援教育における構音障害のある子どもの理解と支援（シリーズ　きこえとことばの発達と支援）（学苑社、2012）
- 岡崎恵子・船山美奈子編著 『構音訓練のためのドリルブック　改訂第 2 版』（協同医書出版社、2006）
- バリー・ギター著　長澤泰子監訳 『吃音の基礎と臨床』（学苑社、2007）

菊池の視点

　糸原先生の特色は、思春期特有の背景を理解し、保護者・本人と別々の時間をとって丁寧に聞いているところです。吃音の万能薬がないと最初に伝えながらも、詳しい発声発語器官の仕組みを理解し、苦手なことばに挑戦し、吃音（ブロック）と向き合っていることが紹介されています。

資料

●訓練の流れ（『吃音・流暢性障害のある子どもの理解と支援』175ページ）

難易度	長さ	言語モダリティー 言語情報処理のレベル 構造化の程度	模倣〜誘導〜自発〜負荷（＋）
易 ↓ 難	単語 短い句 2語文 3語文〜 文章	絵の呼称・音読 動作絵の説明・音読 単語から文を作る 状況絵の説明 本読み 質問応答 話しことばを使うゲーム 会話（3分、5分、10分） 自由な遊び	斉唱 復唱 間接的モデル（交互に言う、臨床が誘導する） 自分で言う（臨床のモデルや誘導なし） 相手ものんびり話す 相手はせかすように話す

●発声発語器官の図（『構音障害のある子どもの理解と支援』21-22ページ）

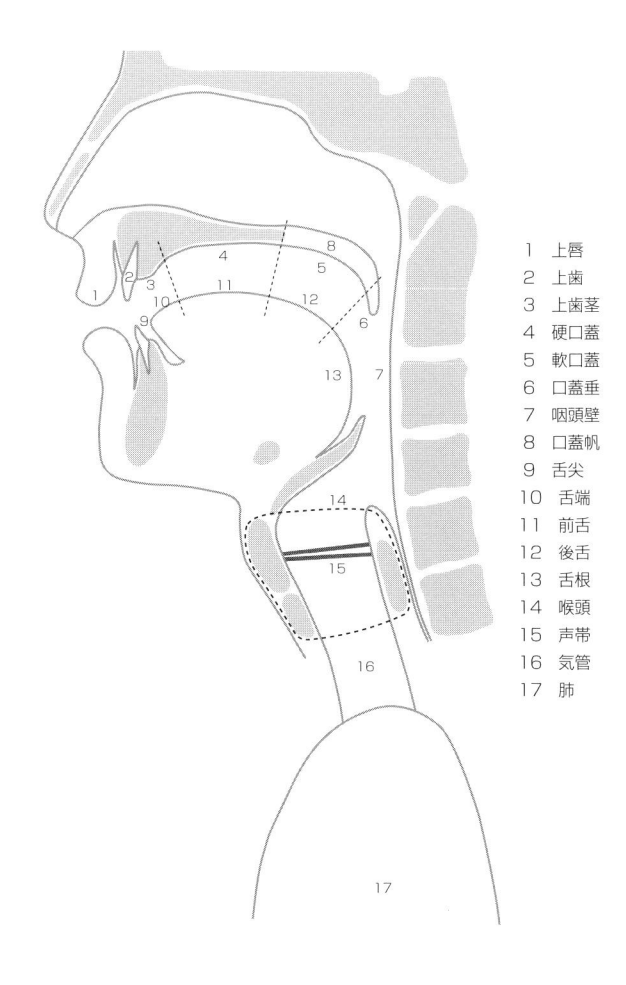

1 上唇
2 上歯
3 上歯茎
4 硬口蓋
5 軟口蓋
6 口蓋垂
7 咽頭壁
8 口蓋帆
9 舌尖
10 舌端
11 前舌
12 後舌
13 舌根
14 喉頭
15 声帯
16 気管
17 肺

●国際音声記号（IPA）の表（『構音障害のある子どもの理解と支援』48ページ）

国 際 音 声 記 号 (2005年改訂版)
THE INTERNATIONAL PHONETIC ALPHABET (revised to 2005)

子音（肺臓気流）

	両唇音	唇歯音	歯音	歯茎音	後部歯茎音	そり舌音	硬口蓋音	軟口蓋音	口蓋垂音	咽頭音	声門音
破裂音	p b			t d		ʈ ɖ	c ɟ	k g	q ɢ		ʔ
鼻音	m	ɱ		n		ɳ	ɲ	ŋ	ɴ		
ふるえ音	B			r					R		
はじき音		ⱱ		ɾ		ɽ					
摩擦音	ɸ β	f v	θ ð	s z	ʃ ʒ	ʂ ʐ	ç ʝ	x ɣ	χ ʁ	ħ ʕ	h ɦ
側面摩擦音				ɬ ɮ							
接近音		ʋ		ɹ		ɻ	j	ɰ			
側面接近音				l		ɭ	ʎ	ʟ			

マス目の右側が有声音、左側が無声音　網かけは構音が不可能と考えられる部分

子音（非肺臓気流）

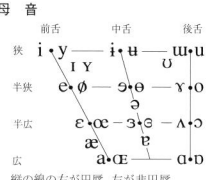

吸着音		有声入破音		放出音	
ʘ	両唇	ɓ	両唇	’	例：
ǀ	歯	ɗ	歯(茎)	p’	両唇
ǃ	(後部)歯茎	ʄ	硬口蓋	t’	歯/歯茎
ǂ	硬口蓋歯茎	ɠ	軟口蓋	k’	軟口蓋
ǁ	歯茎側面	ʛ	口蓋垂	s’	歯茎摩擦

母音

（前舌　中舌　後舌の母音図）

縦の線の右が円唇、左が非円唇
記号が2つ並んでいるものは、右が円唇、左が非円唇

●構音位置についての図（『構音障害のある子どもの理解と支援』26ページ）

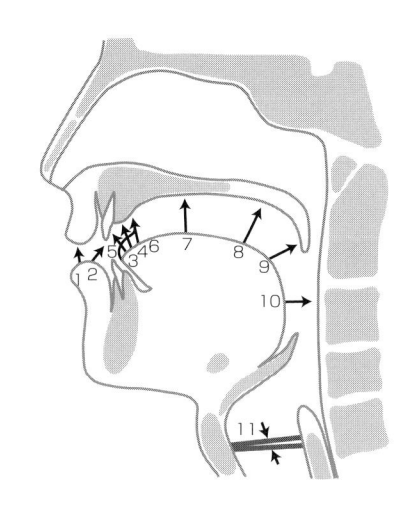

	下側の動的な器官	上側の静的な器官	構音位置による子音の名称
1	下唇	上唇	両唇音（りょうしんおん）
2	下唇	上歯	唇歯音（しんしおん）
3	舌尖/舌端	上歯の裏	歯音（しおん）
4	舌端	歯茎	歯茎音（しけいおん）
5	舌尖	歯茎後部	そり舌音（そりじたおん）
6	舌端	歯茎後部	後部歯茎音（こうぶしけいおん）
7	前舌	硬口蓋	硬口蓋音（こうこうがいおん）
8	後舌	軟口蓋	軟口蓋音（なんこうがいおん）
9	後舌	口蓋垂/軟口蓋の縁	口蓋垂音（こうがいすいおん）
10	舌根	咽頭壁	咽頭音（いんとうおん）
11	声帯		声門音（せいもんおん）

● 改訂版エリクソン・コミュニケーション態度尺度（『吃音の基礎と臨床』198ページ）

改訂版エリクソン・コミュニケーション態度尺度（S-24）

氏名：_____　日付：_____　得点：_____

教示：あなたに当てはまるか、ほぼ当てはまる記述は「はい」に○をつけてください。また、当てはまらないか、ふだんは当てはまらない記述は「いいえ」に○をつけてください。

1. 私は普段、好ましい印象を与えながら話していると思う。　　　　　　　　　はい　いいえ
2. 大抵誰とでも気楽に会話できる。　　　　　　　　　　　　　　　　　　　　はい　いいえ
3. 集団を前に話す際、聴いている人たちを見ながら話すのはとても簡単だ。　　はい　いいえ
4. 自分の先生や上司である人には話しかけにくい。　　　　　　　　　　　　　はい　いいえ
5. 人前で話すことを考えるだけで不安になる。　　　　　　　　　　　　　　　はい　いいえ
6. 言いにくいことばがある。　　　　　　　　　　　　　　　　　　　　　　　はい　いいえ
7. 話し始めたとたんに、すっかり我を忘れてしまう。　　　　　　　　　　　　はい　いいえ
8. 私は人付き合いがよい。　　　　　　　　　　　　　　　　　　　　　　　　はい　いいえ
9. 私と会話している人が不愉快そうに見えることがある。　　　　　　　　　　はい　いいえ
10. ある人を別の人に紹介するのは好きではない。　　　　　　　　　　　　　はい　いいえ
11. 集団討議でよく質問をする。　　　　　　　　　　　　　　　　　　　　　はい　いいえ
12. 話をする際、自分の声をコントロールし続けるのは容易だ。　　　　　　　はい　いいえ
13. 集団の前で話すことは気にならない。　　　　　　　　　　　　　　　　　はい　いいえ
14. 自分が本当にやりたい仕事で求められるほど上手には話せない。　　　　　はい　いいえ
15. 私の話し声は、どちらかと言えば心地よく聞きやすい方だ。　　　　　　　はい　いいえ
16. 自分の話し方を恥ずかしく思うことがある。　　　　　　　　　　　　　　はい　いいえ
17. 大抵の会話状況には、この上なく自信をもって向かえる。　　　　　　　　はい　いいえ
18. 気楽に話せるような人はほとんどいない。　　　　　　　　　　　　　　　はい　いいえ
19. 書くよりも話す方が上手である。　　　　　　　　　　　　　　　　　　　はい　いいえ
20. 話しながら不安を感じることが多い。　　　　　　　　　　　　　　　　　はい　いいえ
21. 初対面の人とは話しにくい。　　　　　　　　　　　　　　　　　　　　　はい　いいえ
22. 自分の話す能力には、かなり自信をもっている。　　　　　　　　　　　　はい　いいえ
23. 自分も他人のように、はっきりものが言えたらいいのにと思う。　　　　　はい　いいえ
24. たとえ正しい答えを知っていても、はっきり言う自信がないために言い損ねてしまうことがよくある。　　　　　　　　　　　　　　　　　　　　　　　　はい　いいえ

「改訂版エリクソン・コミュニケーション態度尺度」におけるデータ

Ⅰ．回答（Andrews & Cutler, 1974）

下記に一致する回答にそれぞれ1点加算してください。

1. いいえ	13. いいえ
2. いいえ	14. はい
3. いいえ	15. いいえ
4. はい	16. はい
5. はい	17. いいえ
6. はい	18. はい
7. いいえ	19. いいえ
8. いいえ	20. はい
9. はい	21. はい
10. はい	22. いいえ
11. いいえ	23. はい
12. いいえ	24. はい

あとがき

　吃音臨床の大家であるバンライパーのことばを紹介します。「下手な言語療法をするセラピストが、吃音を診ることは構わない。しかし、吃音のある人の話を最初から聞かないセラピストがいることは、吃音のある人にとって最も不幸なのである」。

　私が目指しているのは、どの言語聴覚士・どのことばの教室の先生・どの臨床心理士であっても、吃音の相談に向き合える世の中です。そして、吃音があっても十分なサポート体制・セーフティーネットが整っている社会にしていきたいと思っています。「吃音は特殊・職人技だから」と自信をもって断る（逃げる）姿勢はあってはならないと思います。セラピストが吃音に向き合えないと、吃音で困っている当事者は相談場所がなく、「医療難民」となり、途方に暮れるでしょう。吃音を診たいけど、病院・学校の制限で診られないのなら、その状況を社会にもっと訴えるべきではないでしょうか。「困っている人を助けたい」と思って、皆さんセラピストになったのだから。

　今回の企画では、吃音臨床の第一線で活躍されている先生方に協力いただきました。お忙しい中にもかかわらず各先生のエッセンス（奥義）を披露してくださりありがとうございました。そして、九州大学耳鼻咽喉科・頭頸部外科の医局員の皆様にも支えていただいています。なによりも、現在一緒に暮らせている私の妻、息子に感謝いたします。

　吃音の基礎知識をつめこんだ『エビデンスに基づいた吃音支援入門』、吃音のある子が遭遇する可能性のあるリスクに備えるための本『吃音のリスクマネジメント』に引き続き、今回の企画を受け入れていただいた学苑社の杉本哲也社長には大変感謝申し上げます。

　本書をもとに、吃音臨床を始める人が増え、今吃音臨床をされている人はますますスキルアップを目指してほしいと思います。本書をコピーして使っていただいても構いません。また、すべてではないですが、参考資料の一部をPDFファイルで送ることもできますので、必要な方は、菊池（kiku618@gmail.com）までご連絡ください。本書を作成することが終わりではなく、皆が吃音臨床について考え直す始まりとなることを期待してやみません。

菊池　良和

編著者

菊池　良和（きくちよしかず）【編集、はじめに、あとがき、4〜8ページ】

医学博士・耳鼻咽喉科医師。ラ・サール高等学校、九州大学医学部卒業。宗像水光会病院研修医を経て、九州大学耳鼻咽喉科入局する。九州大学大学院臨床神経生理学教室で吃音者の脳研究を始め、国内外の学会で発表した吃音の脳研究に対して学会各賞を3度受賞している。現在は九州大学病院勤務。主な著書：『エビデンスに基づいた吃音支援入門』『吃音のリスクマネジメント─備えあれば憂いなし』（ともに学苑社）、『ボクは吃音ドクターです。』（毎日新聞社）。

メールアドレス：kiku618@gmail.com

執筆者（執筆順）

餅田　亜希子（東御市民病院リハビリテーション科　言語聴覚士）

酒井　奈緒美（国立障害者リハビリテーションセンター研究所　研究員／病院　言語聴覚士）

仲野　里香（原病院リハビリテーション部　言語聴覚士）

原　由紀（北里大学医療衛生学部　講師　言語聴覚士）

見上　昌睦（福岡教育大学特別支援教育講座　教授　言語聴覚士）

牛久保　京子（埼玉県久喜市立栗橋小学校ことばの教室　教諭）

堅田　利明（関西外国語大学短期大学部　准教授　言語聴覚士）

小林　宏明（金沢大学人間社会研究域学校教育系　教授　言語聴覚士）

前新　直志（国際医療福祉大学保健医療学部言語聴覚学科　准教授　言語聴覚士）

中村　勝則（元・東京都西東京市立保谷小学校　教諭）

吉田　麻衣（横浜市立八景小学校難聴・言語障害通級指導教室　教諭）

川合　紀宗（広島大学大学院教育学研究科附属特別支援教育実践センター・国際協力研究科教育文化専攻　教授　CCC-SLP）

宮本　昌子（筑波大学人間系　准教授　言語聴覚士）

久保田　功（近畿大学医学部附属病院リハビリテーション部　言語聴覚士）

梅村　正俊（山形言語臨床教育相談室（親子ことばの相談室）　言語聴覚士）

糸原　弘承（松江総合医療専門学校言語聴覚士科　言語聴覚士）

小児吃音臨床のエッセンス
——初回面接のテクニック　　　　　　　　　　　　　　　Ⓒ2015

2015年6月25日　初版第1刷発行

編著者　菊池良和
発行者　杉本哲也
発行所　株式会社　学苑社
　　　　東京都千代田区富士見2-10-2
電話㈹　03（3263）3817
fax.　　03（3263）2410
振替　　00100-7-177379
印刷　　藤原印刷株式会社
製本　　株式会社難波製本

検印省略　　　　　　乱丁落丁はお取り替えいたします。
　　　　　　　　　　定価はカバーに表示してあります。

ISBN978-4-7614-0774-2　C3037

エビデンスに基づいた吃音支援入門

菊池良和 著●A5判／本体1900円＋税

吃音外来医師の著者が、マンガや図表を多用し、吃音の最新情報から支援までをわかりやすく解説。長澤泰子氏推薦！

吃音のリスクマネジメント ▼備えあれば憂いなし

菊池良和 著●A5判／本体1500円＋税

「子どもが、からかわれたらどうしよう」と心配な親御さん、吃音の相談に戸惑う医師やST、ことばの教室の先生のために。

吃音のある学齢児のためのワークブック ▼態度と感情への支援

L・スコット編　K・A・クメラ／N・リアドン著
長澤泰子監訳　中村勝則／坂田善政訳●B5判／本体2500円＋税

吃音に対する態度と感情の実態把握と支援の方法を、指導にすぐに使える教材と豊富な指導事例と共に、わかりやすく解説。

学齢期吃音の指導・支援 [改訂第2版] ▼ICFに基づいたアセスメントプログラム

小林宏明 著●B5判／本体3600円＋税

多くの現場の教師や言語聴覚士に活用されているプログラムの改訂版。プログラムはより簡素化され、資料なども大幅加筆。

吃音の基礎と臨床 ▼統合的アプローチ

B・ギター 著　長澤泰子監訳●B5判／本体7600円＋税

症状を緩和していく吃音緩和法と、流暢な話し方を追求する流暢性形成法の両方を活かした「統合的アプローチ」を解説。

吃音検査法

小澤恵美・原由紀・鈴木夏枝・森山晴之・大橋由紀江 著
●B5判変形／本体18000円＋税

幼児版・学童版・中学生以上版の3種の検査図版と解説書、スピーチサンプルのCDをパッケージ。本邦初の吃音検査法。

シリーズきこえとことばの発達と支援

特別支援教育における 吃音・流暢性障害のある子どもの理解と支援

小林宏明・川合紀宗 編著●B5判／本体3500円＋税

最新の知見を織り交ぜながら、包括的に吃音を評価し、指導・支援する方法について具体的に詳述する。

特別支援教育における 構音障害のある子どもの理解と支援

加藤正子・竹下圭子・大伴潔 編著●B5判／本体3500円＋税

構音の状態と発達に合わせた指導目標の立て方から指導の原則・ポイントまで、正しい構音に導くためのアプローチを紹介。

特別支援教育における 言語・コミュニケーション・読み書きに困難がある子どもの理解と支援

大伴潔・大井学 編著●B5判／本体3000円＋税

ことばの発達に遅れのある子どもや自閉症スペクトラムの子どもの、読み書きに難しさのある子どもへの評価から支援を解説。

先生とできる場面緘黙の子どもの支援

C・A・カーニー 著　大石幸二監訳　松岡勝彦・須藤邦彦訳●A5判／本体2200円＋税

行動理論に基づいたアプローチによる様々な解決方法について、複数の事例を交えながら具体的に紹介する。

親子でできる引っ込み思案な子どもの支援

C・A・カーニー 著　大石幸二監訳●A5判／本体2200円＋税

引っ込み思案を克服するためのワークシートを活用した練習方法、ソーシャルスキルやリラクセーションなどを紹介。

〒102-0071　東京都千代田区富士見2-10-2　学苑社　TEL 03-3263-3817（代）　FAX 03-3263-2410
http://www.gakuensha.co.jp/　info@gakuensha.co.jp